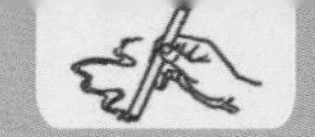

热敏灸

防治疫病理论与实践

——应对新冠肺炎方案

☑辨敏选穴 ☑灸敏得气 ☑消敏定量 ☑依敏制具

陈日新 黄仙保 焦 琳 · 著

江西 · 南昌

江西科学技术出版社

图书在版编目（CIP）数据

热敏灸防治疫病理论与实践 / 陈日新，黄仙保，焦琳著. -- 南昌：江西科学技术出版社，2020.6

ISBN 978-7-5390-7312-5

Ⅰ. ①热… Ⅱ. ①陈… ②黄… ③焦… Ⅲ. ①艾灸 Ⅳ. ① R245.81

中国版本图书馆 CIP 数据核字 (2020) 第 071373 号

国际互联网（Internet）地址： http://www.jxkjcbs.com
选题序号： ZK2020066
图书代码： D20001-101

责任编辑 / 宋　涛　张　旭
责任印制 / 夏至寰
封面设计 / 朱云浦　曹弟姐

热敏灸防治疫病理论与实践　　陈日新　黄仙保　焦琳　著
REMINJIU FANGZHI YIBING LILUN YU SHIJIAN

出版发行 / 江西科学技术出版社
社址 / 南昌市蓼洲街 2 号附 1 号
印刷 / 江西千叶彩印有限公司
经销 / 各地新华书店
开本 / 889mm × 1194mm　1/32
印张 / 6
字数 / 75 千字
版次 / 2020 年 6 月第 1 版　2020 年 6 月第 1 次印刷
书号 / ISBN 978-7-5390-7312-5
定价 / 35.00 元

赣版权登字 -03-2020-124

2020年初，我国遇到了新冠病毒的袭击，全国上下齐心共抗疫情。中医热敏灸积极参与了这场战斗，一共治疗新冠肺炎患者42例（272人次），取得显著效果。临床数据证明，热敏灸在治疗新冠肺炎过程中能够发挥很好的作用。

疫情发生后，我们在想，新冠肺炎是不是热敏灸的适应证？热敏灸在治疗新冠肺炎过程中能不能发挥作用？带着这些问题，我们安排了热敏灸医生团队在一线隔离病房采集新冠肺炎患者的中医信息，了解疫情的中医证候特点，以此判断热敏灸能不能对新冠肺炎发挥治疗作用。通过分析新冠肺炎患者的临床特点与舌象，结合1月23日国家卫健委发布的《新型冠状病毒感染的肺炎诊疗方案（试行第三版）》，我们认识到这次新冠肺炎属中医的湿毒疫病。由此可知，艾灸温阳益气、芳香化湿的功效与此次疫情的中医病因、病机是符合的。由于现代医学对这次新冠病毒暂无特效药，而中医艾灸自古就有防治疫病的记载，使我们坚定了这次一定要让灸法发挥作用的信心。

于是，我们立即开展讨论与反复论证，制订居家预防新冠肺炎的"一艾三用方"，并发布在江西省中医药管理局印发的《江西省新冠肺炎中医防治方案（第二版）》中。"一艾三用方"就是一支热敏灸艾条三种用法，即闻艾香，艾泡脚，施艾灸。接着，我们针对新冠肺炎的病因、病机反复讨论，制订热敏灸治疗新冠肺炎的治疗方案。这个治疗方案包括"理、法、方、穴、具、剂、量"七大要素，发布在江西省中医药管理局印发的《江西省新冠肺炎中医防治方案（第三版）》中。

因为隔离病房施灸有特殊要求，如要求施灸操作要方便，要消烟、消味，因此我们又研制出了能高效激发艾灸得气及净化艾烟味的专用热敏灸设备。在隔离病房施灸，医生操作与平时治疗操作有很大不同。如穿着防护服，带着护目镜，不允许任何误操作；调节艾热强度，要求方便、迅速、稳定。因此，我们开始对热敏灸医生进行严格培训，以达到进入隔离病房的要求。

经过充分的准备，2020年2月13日，热敏灸医师进入隔离病房参与治疗普通型新冠肺炎患者。由于疗效好，2月24日湖北蕲春县疫情防控指挥部向江西省中医药管理局发出邀请函，邀请热敏灸团队支持蕲春县新冠肺炎医疗救治工作。2月27日我们派出热敏灸医生（包括热敏灸专用设备）赴蕲春县人民医院支援。

3月10日，江西省中医院抚生分院定点医院和蕲春定点医院最后一位患者相继出院，感染人数清零。热敏灸医生离开隔离病房进行休整。

在此期间，许多媒体相继报道了热敏灸治疗新冠肺炎的消息。在世界针联主席刘保延教授的指导下，我们的团队在中文核心期刊《中国针灸》杂志上发表了《热敏灸法治疗新冠肺炎》的论文，供大家交流。与此同时，我们又收到加拿大北美中医发展促进中心（加拿大热敏灸分院）关于联合抗击加拿大新冠肺炎疫情支援请求函，开始国际合作抗疫，并立即向加拿大捐赠了热敏灸艾条。

从2020年2月13日至2020年3月9日期间，热敏灸共参与治疗42例（272人次）普通型新冠肺

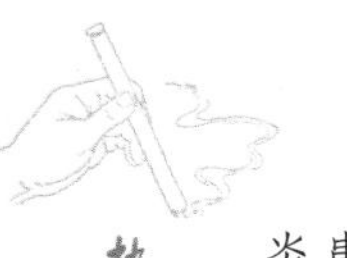

炎患者。本书通过临床数据表明热敏灸在治疗普通型新冠肺炎过程中能够发挥很好的作用。在实践过程中，作者有以下三点很深的体会，值得特别提出，与读者交流。

1. 艾灸得气很重要。得气的概念，源于《黄帝内经》:“刺之要，气至而有效。效之信，若风之吹云，明乎若见苍天。”这句话说明得气很重要。但是艾灸需不需要得气,《黄帝内经》未提及。直到《医宗金鉴》提到“凡灸诸病，必火足气到，始能求愈”，明确说明灸法也要得气。但是灸法得气的表现是什么却未明确。2008年,《中国针灸》杂志发表了我们的研究成果《灸之要，气至而有效》，在这篇文章里明确提出透热、扩热、传热、深部热、远部热才是得气的表现，而不是皮肤局部热、表面热。2018年，我们的研究成果再次在《中国针灸》杂志发表，论述了完整的艾灸得气的十大条目，即透热、扩热、传热、喜热、肢端热、身烘热、非热觉、额汗出、胃肠蠕动反应、皮肤扩散性潮红。2019年,《中国针灸》杂志发表我们关于艾灸得气的理论研究文章，这篇文章给艾灸得气下了一个明确的定义，即：艾灸得气是指与疗效相关的舒适的一组躯体感应。在这个定义中，“躯体感应”是表现“与疗效相关的”“舒适的”两个定语才是艾灸得气的本质。艾灸得气能够提高疗效，这在我们过去的研究中已经揭示。我们做了三个病症的研究——支气管哮喘（慢性持续期）、膝关节骨性关节炎、腰椎间盘突出症，都是采用大样本、多中心、中央随机对照临床试验方法，取得了高级别的证据。因此，艾灸得气很重要，要充分重视艾灸过程中激发艾灸得气。这次热敏灸治疗新冠肺炎我们就采用了“灸敏得气”的技术方案，取得显著疗效。

2. 艾灸化湿很有效。湿邪是六淫邪气中最棘手的病邪。根据我们的临床经验,艾灸祛除湿邪,非“小刺激大反应”不能除之，即“非敏不除湿”，热敏穴位恰恰具有这种功能。湿性黏滞，病程缠绵难愈；湿为阴邪，易损伤阳气；湿聚为饮，阻滞气机；湿蕴化热，湿遏热伏。灸法非常适合湿邪为病的上述主证与变化证候，具有温脾化湿、温阳益气、温利水饮、温透郁热的作用。临床中反复证明，一些湿阻中焦的患者舌苔厚腻，食欲不佳，大便黏腻不成形，如果艾灸中脘、水分等穴激发得气，每次施灸 1 小时，经过 2~3 次治疗，患者舌苔明显变薄，食欲改善，大便成形。因此，湿邪为病，应大力倡导选择艾灸治疗。

3. 艾灸调神是瑰宝。《灵枢 · 本神》云:“凡针之法，必先本于神。”又说:“用针之要，无忘其神。”

中医治病强调治人，治人先治神，神安则体安，心神不安必然影响神经－内分泌－免疫网络功能。热敏灸得气时产生的一身烘热、一身轻松、心情舒畅，就是艾灸调神的具体表现，也是热敏灸的独特优势。现代医学已证明，疾病过程中的负性情绪会严重影响人体抗病机能的发挥。因此，充分重视与发挥热敏灸的调神作用，减轻患者负性情绪，增强抗病机能，是值得重视和应用的。在这次疫情中，患者普遍存在忧郁、低落、焦虑、恐慌等心理状态，患者热敏灸得气后，身体烘热、身体舒适、心情舒畅，显著提高了患者对疾病治疗的信心。因此，针灸疗法非常重视治神，艾灸调神是艾灸瑰宝，要推广应用。

本书分为九章。第一章简要介绍了热敏灸技术理论体系的建立过程。热敏灸团队从灸疗热敏现象出发，探索了灸疗热敏新规律，追溯了腧穴内涵，提出了腧穴敏化论,创立了热敏灸新技术,构建了以“腧穴敏化”“灸之要，气至而有效”“辨敏施灸”“艾灸得气”为主要内容的热敏灸理论新体系，形成了较为系统完善的灸疗新理论体系，丰富和发展了灸疗学理论与技术，指导灸疗临床提高了疗效。第二章介绍了热敏灸技术操作，包括热敏腧穴的探查，热敏灸的施灸手法,热敏灸剂量,热敏灸技术“十六字要诀”,

热敏灸操作注意事项。第三章介绍了灸法防治疫病及防病保健的古代文献论述。第四章介绍了新冠肺炎的临床表现及诊断标准，热敏灸对新冠肺炎的预防、治疗及出院后的康复治疗方案。第五章介绍了热敏灸防治新冠肺炎的温化寒湿、温阳益气、温养心神、温经通络四大作用。第六章介绍了热敏灸防治新冠肺炎的临床思路，即以辨敏施灸为理论指导，辨敏选穴、灸敏得气、消敏定量、依敏制具的“四敏”治疗方案。第七章从艾灸得气率、负性情绪改善、胸闷纳差改善、热敏灸主动接受率等几个方面系统地介绍了热敏灸治疗新冠肺炎的临床疗效。第八章从探敏施灸、消敏定量、证感相关、痰湿宜和、湿热可灸、灸可调神六个方面分别介绍了18个新冠肺炎案例，探讨了热敏灸治疗新冠肺炎的初步临床规律。第九章介绍了日常生活中强正气的吃好、睡好、运动好、心态好、保暖好“五好”要求，同时介绍了热敏灸助力“五好”的具体方案。

限于笔者的水平和有限的临床实践，工作是初步的，体会很肤浅，仅供交流。

著者

2020年3月

目录
CONTENTS

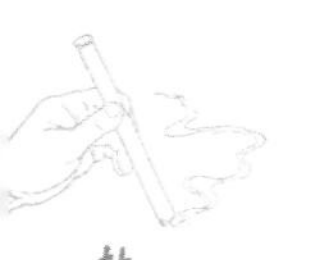

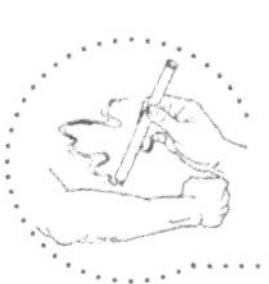

第一章 热敏灸理论概述

灸疗学是针灸学的重要组成部分，是中国独特的卫生资源。《黄帝内经》曰:“针所不为，灸之所宜。”《医学入门》云:“凡病药之不及，针之不到，必须灸之。”《扁鹊心书》强调:“保命之法，灼艾第一。”这些记载都表明了灸疗无论在医疗还是预防保健方面，都具有重要医学地位和其他疗法不可替代的优势。长期以来灸疗技术缺少创新，灸疗理论发展缓慢，灸疗疗效没有与时俱进，以致临床出现“但见针治病，不闻艾绒香”的灸疗萎靡状况。如何充分发挥这一独特卫生资源的优势为人

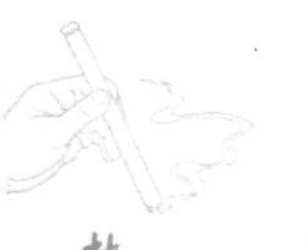

类健康服务，成为中医学前沿重大课题。近 30 年来，笔者团队对灸疗热敏现象进行了系统研究，发现了灸疗临床新规律，建立了基于灸位与灸量新标准的热敏灸理论与技术新体系，丰富和发展了灸疗学理论与技术，显著提高了临床灸疗疗效，改变了临床灸疗萎靡的现状。

第一节　灸疗热敏现象的发现

热敏灸的研究源于临床灸疗热敏现象的发现。30 年前，陈日新等在灸疗临床中发现，对同一种病症、同一组腧穴，艾灸疗效存在差异。进一步观察发现，大多数疗效好的患者灸感反应与疗效不好患者不同。疗效好的患者的灸感非常特殊。这种特殊灸感与常见的局部热感、皮肤表面热感完全不同，大致有 6 类[1-2]：

（1）透热：灸热从经穴皮肤表面直接向深部组织穿透，甚至直达胸腹腔脏器。

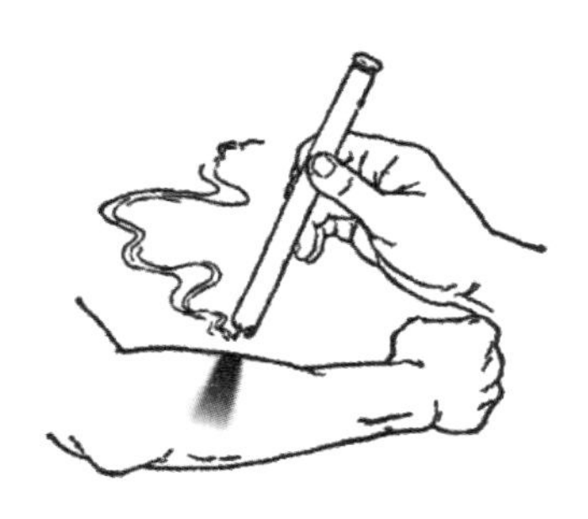

（2）扩热：灸热以施灸点为中心向周围扩散。

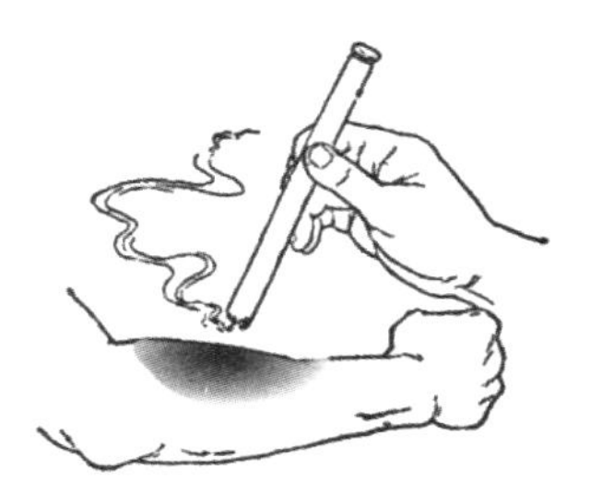

（3）传热：灸热从施灸点开始沿某一方向传导。

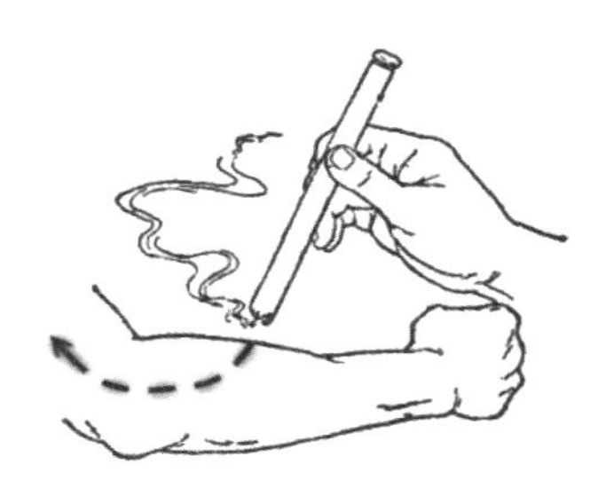

（4）局部不（微）热远部热：施灸部位不（或微）热，而远离施灸部位的病所处甚热。

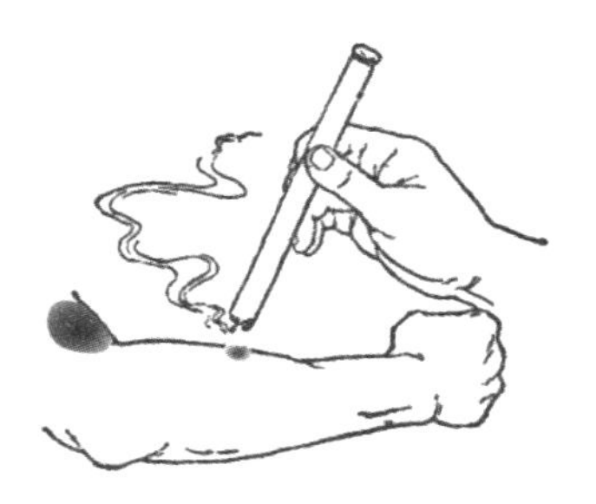

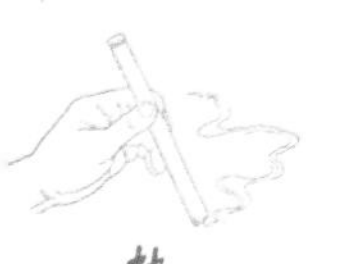

（5）表面不（微）热深部热：施灸部位的皮肤不（或微）热，而皮肤下深部组织甚至胸腹腔脏器甚热。

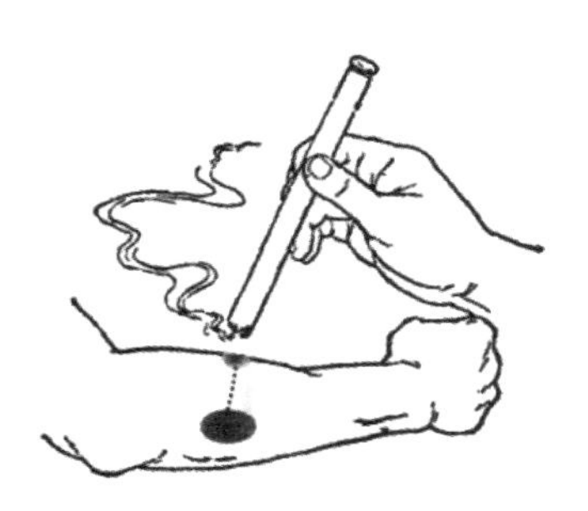

（6）非热觉：施灸（悬灸）部位或远离施灸部位产生酸、胀、压、重、痛、麻、冷等非热感觉。

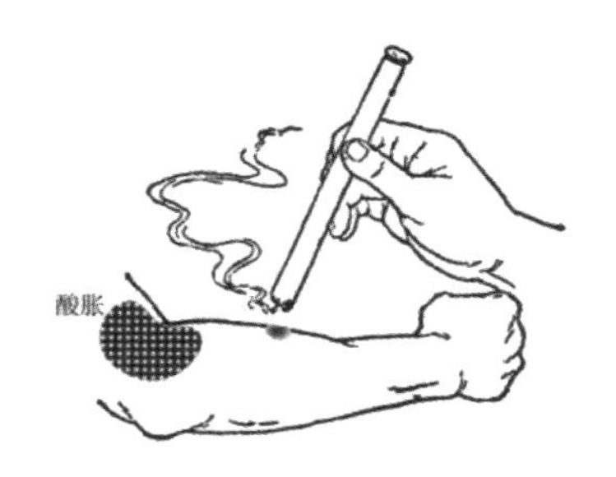

以上现象的发生有一个共同的特征，就是被施灸部位对艾热非常敏感，产生一个“小刺激大反应”（其他旁开部位对艾热仅产生局部和表面的热感），这种现象被称为灸疗热敏化现象。这里的“敏”，含义有二：一是施灸部位“敏”，表现为热感的空间增大或性质转变；二是靶器官的“敏”，表现为产生明显的双向调整作用，疗效显著。如悬灸风门穴，热胀感向肩部传导，多年肩痛立即缓解；悬灸阳陵泉穴，热胀感向腰部传导，多年腰部困重紧痛感立即缓解；施灸三阴交，热流向下腹部传导，几次治疗后盆腔积液明显改善；悬灸右天枢穴，热流直透腹腔，几次治疗后，多年紊乱的肠功能明显改善[3]。灸疗热敏现象在古代文献虽偶有记载，但其出现后对提高灸疗疗效的关键作用长期未被重视。这一发现为灸疗研究找到了突破口。于是笔者研究团队自 20 世纪 90 年代开始系统研究患者在被悬灸过程中产生的透热、扩热、传热等“热至病所”的灸疗热敏现象。

第二节　灸疗热敏规律的探索

通过对灸疗热敏现象进行深入研究，认识到灸疗热敏现象的产生有以下规律。

（1）灸疗热敏现象具有普遍性，且与疾病状态高度相关。人在健康状态下，灸疗热敏现象出现率约为 10%，而在疾病状态下灸疗热敏现象出现率上升为 70% 左右，明显高于健康状态；疾病好转后灸疗热敏出现率下降至 15% 左右[4-6]。

（2）艾灸热敏位点激发经气、气至病所具有高效性。艾灸热敏位点激发经气感传、气至病所的出现率达 94.0%，而悬灸非热敏位点的经气感传出现率仅约 23.5%，有非常显著性统计学差异[4-6]。

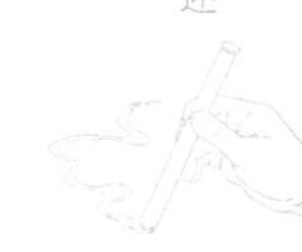

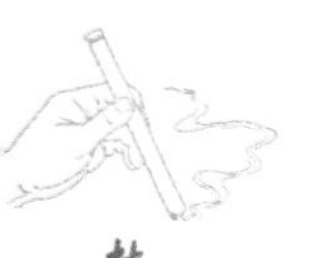

（3）不同病症腧穴热敏高发区有其不同的分布：如腹泻型肠易激综合征患者热敏化腧穴天枢、命门穴区出现率最高[7]；慢性前列腺炎患者热敏化腧穴在中极、关元等穴区出现率最高[8]；慢性盆腔炎患者热敏化腧穴在腰阳关、关元等穴区出现率最高[9]。

（4）热敏位点与经穴位置并不完全重合，表现为以经穴为中心的概率分布。热敏部位随病情变化而动态变化，动态的热敏位点与部位固定的经穴重合率仅48.76%，与压痛点的重合率为34.75%[3-4]。

这些新的现象为研究带来了困惑：热敏位点是否是腧穴。于是带着“腧穴是什么”这个针灸学关键科学问题，对腧穴的原始定义进行了溯源。

第三节　腧穴原始定义溯源

为求解热敏灸的奇特疗效与腧穴之间的关系，笔者团队对《黄帝内经》进行了深入研究。腧穴是什么？《灵枢·九针十二原》论述：“所言节者，神气之所游行出入也，非皮肉筋骨也。”这说明腧穴是神气游行出入的动态的功能变化部位，而不是像一般的皮肉筋骨等有其特定的形态结构及固定不变的位置。腧穴有何临床特征？《灵枢·背腧》论述：“欲得而验之，按其处，应在中而痛解，乃其腧也。”说明腧穴具有“按其处,应(一种特殊感应)”的敏感特征及“欲得而验之”的动态特征。《灵枢 · 五邪》再次通过列举临床病例论述腧穴的上述特征:“咳动肩背，取之膺中外腧，背三节五节之傍，以手疾按之，快然，乃刺之。”说明腧穴具有“按之快然(一种特殊感应)”的敏感特征与必须每次经过“以手疾按之”的探查才能找准腧穴的动态特征。同时指出上述腧穴的特征与机体的疾病过程密切相关。通过对《黄帝内经》的研究，研究团队认识了腧穴的原始内涵，即腧穴是与疾病状态相关的、敏化状态的、动态的体表功能位点，而不是一个固定的、静止的、形态学位点。陈日新团队在临床实践中的发现竟然与《黄帝内经》对腧穴的论述完全一致，充分说明中医经典对现代临床的重要指导作用。结论毋庸置疑:产生灸疗热敏现象部位尽管与经穴、奇穴、阿是穴标准位置不完全重合，但它符合《黄帝内经 · 灵枢》关于穴位的原始定义，因此该部位就是穴位，是正宗的穴位。灸疗热敏现象，又称腧穴热敏现象或热敏灸感，能产生这种热敏现象的部位被称为热敏腧穴。

第四节 提出腧穴敏化论

在经典的理论依据支撑下，研究团队基于腧穴热敏现象的临床发现，大胆提出腧穴敏化论新观点，并在《腧穴热敏化艾灸新疗法》专著中首次正式提出[1]：人体腧穴存在敏化

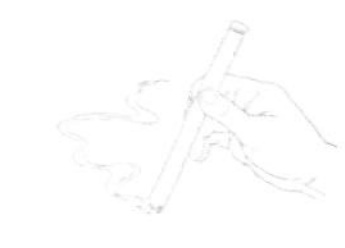

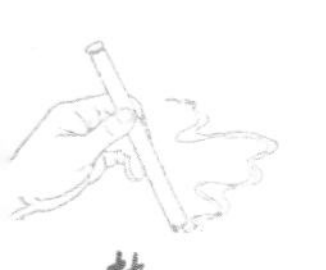

态与静息态两种功能态，当人体发生疾病时能使体表腧穴发生敏化，敏化的类型多种多样，而腧穴热敏化是腧穴敏化的一种新类型，处在敏化态的腧穴对外界相关刺激呈现腧穴特异性的“小刺激大反应”。2011 年，根据新的研究进展，研究团队发表《岐伯归来——论腧穴敏化状态说》，再次全面论述腧穴敏化论学术观点[2]：①腧穴的本质属性具有功能状态之别，即“静息”与“敏化”两种状态之别，而不仅是固定部位之别。②腧穴是动态的、敏化态（对外界刺激产生特殊感应）的、与疾病状态相关的、具有治疗疾病作用的体表功能位点。③敏化的体表部位是穴位，消敏的穴位是体表部位。④由于长期以来人们对腧穴概念的认识“静”重于“动”，“固定”重于“变异”，“部位之别”重于“状态之别”，以致针灸疗效的潜力远没有得到发挥。2016 年，陈日新等[10]根据新的研究成果从循证评价、基础研究到理论构建等方面，再次论述腧穴敏化状态说。

第五节　创立热敏灸新技术

提高灸疗疗效的技术关键是施灸穴位的准确定位与施灸时间的精准定量。上述热敏穴位的发现与系统研究，使人们对穴位内涵有了一个突破性认识，即穴位不仅仅有部位之别，更有状态之别（敏化态与静息态之别），热敏态腧穴对艾热刺激呈现小刺激大反应，是提高灸疗疗效的特异性穴位。由此建立了与现行临床上完全不同的灸位灸量新标准，创立了热敏灸新技术[4]。它包括探敏定位、消敏定量两项技术。

一、探敏定位技术

由于不同疾病在不同阶段腧穴热敏的部位、强度、面积呈现动态变化过程，如果按照目前固定的经穴定位来选取热敏腧穴，则难以适应其动态变化而无法准确定位，从而不能发挥灸疗疗效的潜力。探敏定位技术在继承《黄帝内经》腧穴探感定位理论的基础上，应用上述腧穴热敏规律，解决了长期以来悬灸过程中穴位如何个体化准确定位的关键技术难题[11]，创立了“探感定位，辨敏施灸”的热敏灸探敏选穴施灸新技术。“探敏定位”是以传统辨证选穴为指导选出的经穴部位作为热敏穴位的高发区域，采用艾热在该穴区探查，当悬灸至某一部位出现一种或一种以上的透热、扩热、传热等“热至病所”的热敏现象时，该部位就是热敏穴位的准确位置[12]。这是对《灵枢·背腧》“欲得而验之，按其处，应在中而痛解，乃其腧也”及《灵枢 · 五邪》“以手疾按之，快然，乃刺之”经典论述的继承与发展。

二、消敏定量技术

灸量与施灸强度、面积、时间相关，强度、面积在施灸过

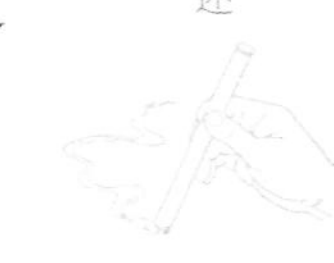

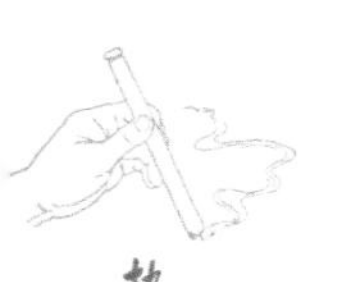

程中是相对不变的常量，而施灸时间是个体化的变量，如何把敏化的穴位灸满、灸透、灸足，则是使灸疗疗效的潜力充分发挥的又一个关键因素。对灸疗过程中灸时与灸感的相关性进行的大样本、多中心临床研究，揭示了灸时－灸感发生、发展呈现 3 个时相变化，即经气激发潜伏期、经气传导期、经气消退期。常规临床艾灸规定每穴治疗时间为 10~15 分钟，正处在经气激发的潜伏期，灸疗疗效尚未充分发挥；从艾灸开始至经气传导期结束，平均为 40~50 分钟，这主要是经气传导与气至病所期，是灸疗疗效的充分发挥期，达到这个施灸时间，艾灸疗效明显提高；此后是经气消退期，经气传导消退后继续施灸，疗效也无增加[4]。因此，可“以热敏灸感消失为度”作为充足灸疗时间的标准，突破了灸疗临床长期以来每穴 10~15 分钟固定灸时的固有观念，为临床充分发挥灸疗疗效提供了灸疗时间的量学标准，实现了灸疗时间标准化与个体化的有机统一。

第六节　循证评价疗效

热敏灸技术是否比现行理论指导的悬灸技术疗效更好？研究团队对热敏灸技术治疗脊柱关节肌肉痛症、支气管哮喘等多种病症的临床疗效，进行了大样本、多中心、中央随机对照的临床试验循证评价，证实了热敏灸治疗膝关节骨性关节炎、腰椎间盘突出症、支气管哮喘（慢性持续期）等多种病症能够显著提高临床疗效。陈日新等[13]治疗膝关节骨性关节炎，设置热敏灸组（n=144）、经穴艾灸对照组（n=144）和玻璃酸钠药物对照组（n=144）。3 组治疗前症状积分分别为（11.2 ± 3.3）分、（11.3 ± 3.2）分、（12.1 ± 2.9）分，治疗结束后积分分别为（2.8 ± 1.8）分、（4.9 ± 2.8）分、（5.6 ± 2.1）分，治疗结束 6 个月后积分分别为（3.6 ± 1.6）分、（6.4 ± 1.5）分、（7.0 ± 1.9）分。结果表明：热敏灸组在降低症状积分方面明显优于对照组。陈明人等[14-17]治疗腰椎间盘突出症，设置热敏灸组（n=152）、经穴艾灸对照组（n=152）和扶他林药物合常规针刺对照组（n=152）。3 组治疗前症状积分分别为（18.6 ± 3.8）分、（17.5 ± 3.3）分、（17.2 ± 4.4）分，治疗结束后分别为（3.8 ± 2.6）分、（7.9 ± 3.0）分、（8.5 ± 2.9）分，治疗结束 6 个月后积分分别为（3.7 ± 2.2）分、（8.9 ± 3.1）分、（10.1 ± 2.9）分。结果表明：热敏灸组在降低腰椎间盘突出症的症状积分方面明显优于对照组。同样采用大样本、多中心、中央随机对照试验方法，比较热敏灸与西药（舒利迭）治疗支气管哮喘（慢性持续期）的疗效差异，结果显示热敏灸组在治疗结束与治疗结束 3 个月后哮喘控制测试（ACT）评分和肺功能比较有显著性差异，热敏灸组均优于西药组；在治疗 6 个月后的随访期，热敏灸组哮喘发作频率明显降低[18-19]。梁超等[20]应用热敏灸治疗 36 例慢性持续期哮喘患者，结果显示：热敏灸组在改善第 1 秒用

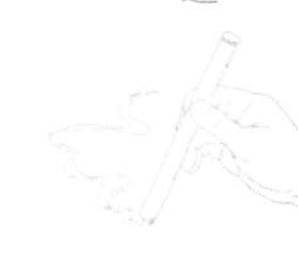

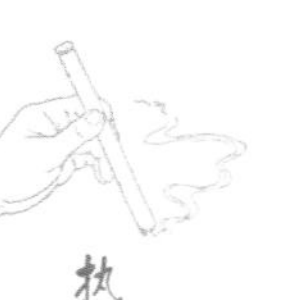

力呼气容积和最大呼气流量等肺功能指标方面均明显优于西药对照组。陈日新等[21]的另一项采用多中心、中央随机对照临床试验方法循证评价了“以热敏灸感消失为度”的穴位个体化充足艾灸时间标准与传统艾灸每穴时间 15 分钟标准施灸治疗膝关节骨性关节炎的疗效差异。结果表明：消敏定量施灸能够显著提高热敏灸的疗效。另有研究对腰椎间盘突出症患者分别进行“以热敏灸感消失为度”的穴位个体化充足艾灸时间标准和传统艾灸每穴 15 分钟的时间标准治疗，结果亦表明：消敏定量施灸亦能够显著提高疗效[22]。

第七节　基础研究

目前，临床探查热敏腧穴主要通过灸感法来判定，尚不能客观显示与评判，这是热敏灸基础研究的瓶颈。因此，应用现代科学技术，进一步研究灸疗热敏现象产生时伴发的客观特征及其规律，从而建立客观显示技术，对临床辨敏选穴科学化、客观化、规范化及揭示灸疗热敏现象的生物学机制具有重大意义。

一、灸疗热敏感应的高红外辐射强度特征研究

田宁等[23-24]发现，支气管哮喘患者热敏腧穴具有高红外辐射强度特点，并形成以热敏化腧穴为中心的一定范围高红外

辐射强度区域。以上结果表明，腧穴热敏态在一定程度上可被红外成像客观显示，并非仅仅是患者的主观感觉。通过临床研究[25-32]发现，腰椎间盘突出症、痛经、偏头痛、支气管哮喘、慢性前列腺炎等疾病的热敏腧穴亦能被红外成像客观显示，并形成了概率分布图谱。在高发区内进行细定位，极大缩减了热敏灸探感定位时间，提高了灸疗效率。

二、灸疗热敏感应的高密度脑电特征研究

人类感觉是外界刺激投射到大脑意识领域而产生的。大脑神经细胞的基本活动是电活动。廖斐斐等[33-35]通过高密度脑电系统记录慢性腰背痛患者静息态、艾灸中及艾灸后脑电信号，结果显示：腧穴热敏现象伴随显著头皮脑电活动改变，主要体现在出现热敏现象时的 θ 和 β 频段功率谱密度增高，并主要分布在前额叶和中央顶叶区域。此外，热敏现象伴随 θ 和 β 频段相位同步化也显著增强，而未出现热敏现象的患者以上变化均不明显。结果表明：在艾灸热敏腧穴过程中，大脑神经网络中确有明显不同的电活动产生，并且这种电活动有明显的调节紊乱功能的作用。

三、灸疗热敏的温度觉定量测定研究

谢丁一等[36-38]采用温度觉定量测定技术，分别以腰椎间盘突出症、膝关节骨性关节炎、颈椎病等患者为研究对象，对

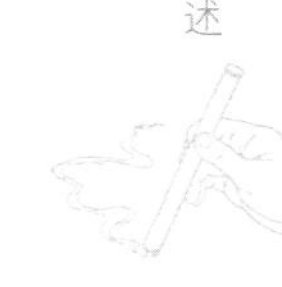

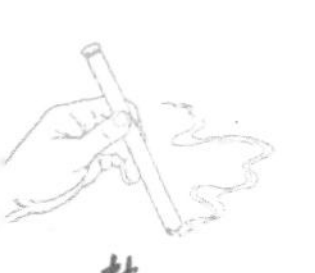

受试者热敏态与非热敏态腧穴的热觉阈、热痛阈、热耐痛阈、冷觉阈、冷痛阈等特征参数值进行测定和统计。发现在上述三种病症中，热敏态与非热敏态腧穴的冷感觉阈值和冷痛阈值之间无统计学意义（$P>0.05$）；热觉阈值和热痛阈值之间具有统计学意义（$P<0.05$）；两组热耐痛阈值之间具有明显的统计学意义（$P<0.01$）。结果表明：热敏态腧穴与非热敏态腧穴具有不同温度觉特征，热敏态腧穴在热觉阈、热痛阈、热耐痛阈值均高于非热敏态腧穴，这与临床上热敏态腧穴具有喜热的特征是一致的。

四、灸疗热敏的动物模型研究

陈日新等[39-42]采用线栓法复制大鼠脑缺血再灌注损伤模型，通过悬灸大椎穴，部分大鼠能诱发大鼠尾温升高，表现出与人体临床相似的灸疗热敏现象，表明腧穴热敏动物模型复制成功，突破了灸疗热敏机制研究的瓶颈。动物实验结果显示：在悬灸大椎穴 15 分钟左右时大鼠尾温开始升高，40 分钟后尾温开始降低。伴有大鼠尾温升高的持续悬灸能明显减少大鼠脑梗死面积，降低短暂性大脑中动脉梗死（t MCAO）大鼠神经缺损评分。与无尾温升高的 t MCAO 大鼠相比，伴有尾温升高的 t MCAO 大鼠环氧合酶 -2（COX-2）及诱导型一氧化氮合成酶（i NOS）表达水平显著下降。伴有尾温升高的 t MCAO 大鼠 caspase-3 蛋白的表达受到抑制。尽管悬灸使大鼠尾温升高明显加强了悬灸的疗效，但悬灸40分钟和60分钟的疗效差异无统计学意义，表明尾温开始降低后继续施灸对提高悬灸疗效无明显作用。

第八节　构建热敏灸理论新体系

在热敏灸技术能够显著提高灸疗疗效及具有生物学客观特征的基础上，陈日新等对其新的临床规律进行凝练、升华，相继提出了“腧穴敏化”“灸之要,气至而有效”“辨敏施灸”“灸疗得气”4个灸疗新概念，这是构成完整的、全新的热敏灸疗理论体系的4个基石。“腧穴敏化”新概念揭示了腧穴不仅仅是部位之别，更重要的是状态之别，敏化态腧穴是提高灸疗疗效的关键环节；“灸之要，气至而有效”新概念揭示了施灸时不仅重视灸疗的局部反应，更强调激发经气传导、气至病所；“辨敏施灸”新概念揭示了艾灸疗法不仅重视“辨证选穴”，更强调“择敏施灸”；“艾灸得气”不仅指针刺时的一种躯体感应，而是指针刺时产生的一种与疗效有关的、舒适的心－身感应。这些新概念丰富、发展了灸疗理论体系，能更有效地指导临床。

一、“腧穴敏化”新概念

陈日新等[43]研究发现，人体腧穴存在敏化态与静息态两种功能态，而且产生热敏现象的施灸位点并非总是出现在

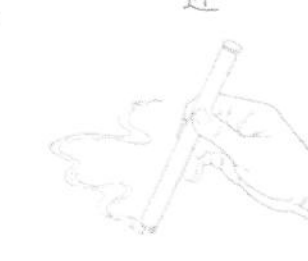

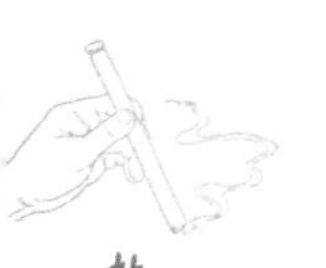

针灸学教科书中所标定的腧穴标准位置上，许多是动态的、旁开的，当时称为“热敏点”。对腧穴的原始定义进行溯源，发现《黄帝内经》中描述的腧穴原始内涵是指敏化态的、动态的、与疾病状态密切相关的体表功能位点，而不是一个静态的、形态学的、固定位点。热敏位点恰恰符合腧穴的原始定义。因此，热敏位点实质上就是热敏腧穴[44-45]，于是陈日新等[1，46-47]在2006年首次正式提出腧穴敏化新概念。2011年，陈日新[2，48]等依据新的研究进展再次提出腧穴敏化论：腧穴的本质属性具有功能状态之别，而不仅仅是部位之别，即“静息”与“敏化”两种状态之别；敏化态腧穴是疾病在体表的反应部位，也是治疗疾病的最佳针灸部位，即腧穴是与疾病过程相关的体表特定敏化部位，具有较佳的治疗疾病功能。2016年，陈日新等[10]根据新的研究成果从循证评价、基础研究到理论构建等方面，再次论述腧穴敏化状态说，这对灸疗学发展具有里程碑意义。

二、“灸之要，气至而有效”新概念

针刺疗法的精髓正如《灵枢·九针十二原》论述：“刺之要，气至而有效。”即激发经气，气至病所。古代医家已把激发感传、促进气至病所作为提高针灸疗效的一种积极手段。《三国志》在描述东汉名医华佗行针治病时说：“下针言，当引某许，若至语人，病者言，已到，应便拔针，病亦行差。”这就是对经气传导与针刺疗效关系的生动描述。《针灸大成》中所说的“有病道远者，必先使气直到病所”就是一个尽人皆知的著名论断，强调行针治病时务必使气直到病所。但长期以来，灸疗学仅强调施灸过程中产生局部的热感和皮肤的红晕[49]，并不强调治疗过程中产生的传导活动。悬灸是否能够激发针刺一样的经气传导现象？是否必须激发经气传导现象才能提高疗效？通过观察悬灸过程中的经气活动发现：在特定的部位施灸会产生透热、扩热和传热等非局部或非表面的热感，甚至酸、胀、压、重、痛、麻、冷等非热感，这种非局部或非表面的热感与针刺感传现象极为相似，被称为灸疗得气或又称热敏灸感，以区别局部的、皮肤表面的热感[5]。通过对 14 种病症（包括周围性面瘫、三叉神经痛、腰椎间盘突出症、膝关节骨性关节炎、肠易激综合征、痛经等），共 540 例患者艾灸热敏腧穴研究发现，艾灸热敏腧穴经气感传出现率达 94%，非热敏腧穴经气感传出现率约 23.5%，具有统计学显著性差异，表明悬灸热敏腧穴能高效激发经气感传，是实现《黄帝内经》“气至而有效”的技术突破口[50]。陈日新等[51]采用神庭、大椎双点温和灸治疗椎动脉型颈椎病，根据艾灸治疗时有无热敏灸感及出现热敏灸感的次数分为热敏灸感组和无热敏灸感组。结果显示：热敏灸感组在总分项、眩晕项、颈肩痛项评分明显优于无热敏灸感组（$P<0.05$）。在艾灸治疗膝关节骨性关节炎的临床疗效研究中，依据患侧内膝眼、

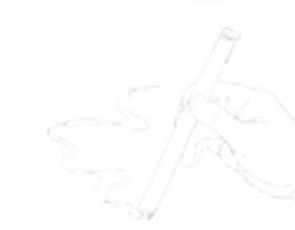

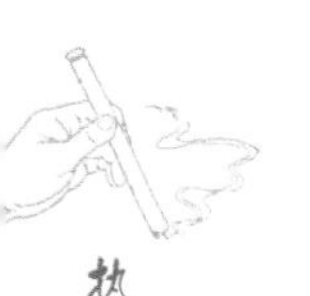

外膝眼二穴治疗过程中有无热感透至膝关节腔内作为标准，将患者分为灸疗得气（热敏灸感）组（热感透至膝关节腔内）和普通灸感组（热感未透至膝关节腔内，或热感仅在施灸局部与表面），结果显示：艾灸治疗过程中出现灸疗得气（热敏灸感）的疗效明显优于普通灸感的疗效（总有效率分别为85.19% 与 58.82%，$P<0.05$），症状总积分及关节消肿程度亦明显优于普通灸感组（$P<0.05$）[52]。以上结果均提示灸疗得气的激发是提高疗效的关键。灸疗得气与针刺产生的“得气感”与“气至”等经气活动一样，是人体经气激发与运行的表现，是人体内源性调节功能被激活的标志，艾灸确能像针刺一样发动经脉感传，甚至气至病所，并且必须发动经气感传，才能提高灸疗疗效。因此，2008 年，陈日新等[50]提出了“灸之要，气至而有效”新理念，完善和发展了“刺之要，气至而有效”的针灸理论，开辟了临床灸疗调控人体机能的新天地。

三、“辨敏施灸”新概念

由于腧穴有敏化态与静息态之别，敏化态腧穴对外界刺激更敏感，更容易产生“小刺激大反应”，更容易激发经气感传、气至病所，因此选择敏化腧穴能显著提高疗效。长期以来，灸疗临床多采用“辨证、选穴、施灸”的诊疗模式，忽视了腧穴状态，缺少择敏的过程，直接影响灸疗疗效的充分发挥。因此，陈日新[9]提出“辨敏施灸”，即“辨证、选穴、择敏、施灸”新概念。“辨敏施灸”包括两个关键的施灸技术环节，即辨敏定位与定量。辨敏定位是根据辨别热敏灸感精准选取施灸穴位。探查中只要出现热敏灸感中一种或一种以上即可认为该部位为热敏腧穴。在此基础上优选腧穴，即在所有出现热敏灸感的腧穴中选择最佳的治疗腧穴。临床研究表明：不同热敏灸感携带着不同的艾灸信息，但有首选与候选、主选与次选之分，需要进一步分析、辨别。如以灸感强度划分，出现较强热敏灸感的热敏腧穴为首选热敏腧穴；如以灸感循行路径划分，出现热敏灸感经过或直达病变部位的热敏腧穴为主选热敏腧穴；如以灸感性质划分，出现非热感觉的热敏腧穴为主选热敏腧穴，而非热灸感中又以痛感优于酸胀感。陈日新等[53]将膝关节骨性关节炎患者根据热敏灸感的有无分为热敏灸感组和非热敏灸感组进行多中心前瞻性队列研究，结果显示：热敏灸感组的疗效优于非热敏灸感组。在艾灸治疗腰椎间盘突出症的临床研究[54]中，也显示热敏灸感组的疗效优于非热敏灸感组，表明辨敏施灸疗效更佳。辨敏定量是根据经气传导消退后继续施灸，疗效也无增加的临床规律，“以热敏灸感消失为度”为标准来精准确定每穴的个体化充足施灸量（灸时），为临床充分发挥灸疗疗效提供了量化标准，突破了灸疗临床长期以来每穴10~15分钟固定灸时的固有观念，首次实现了灸疗时间标准化与个体化的有机统一[9]。陈日新等[21]采用“以热敏灸感消失为度”

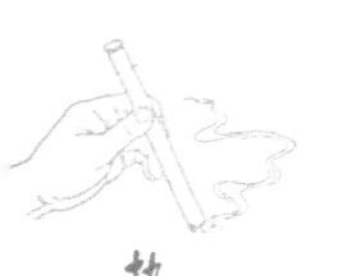

的穴位个体化充足艾灸时间标准治疗膝关节骨性关节炎患者，30天与180天后随访的临床愈显率分别为52.8%、59.7%，而按照传统的每穴灸疗15分钟标准治疗30天与180天后随访的临床愈显率分别为29.2%、20.8%，疗效明显提高（$P<0.01$）。陈明人等[22]采用“以热敏灸感消失为度”的穴位个体化充足艾灸时间标准治疗腰椎间盘突出症患者，治疗14天后与随访180天后的临床愈显率分别为72.9%、80.2%，而按照传统的每穴灸疗15分钟标准治疗14天后与随访180天后的临床愈显率分别为37.5%、32.3%，前者疗效显著提高（$P<0.01$）。“辨敏施灸”新概念的提出，有效地解决了长期以来灸疗临床悬灸过程中穴位如何准确定位，灸量如何个体化定量的关键技术难题，临床疗效显著提高。

四、“灸疗得气”新概念

得气是针刺学中的一个重要概念，艾灸得气在艾灸学中则曾是一个空白。陈日新团队执着艾灸研究30年，发现了灸疗热敏现象与针刺得气现象的临床类同性，提出了“灸之要，气至而有效”的艾灸新理论[50]。在此研究基础上，重新溯源了《内经》得气概念的原始定义，证实了艾灸热敏腧穴能够激发《内经》原始定义的“得气”，建立了艾灸激发“得气”的技术方法，开展了艾灸得气条目的筛选与初步评价工作[55-56]，为艾灸得气的客观量化做了前期探索工作，填补了艾灸得气在艾灸学的空白。

1. 何为灸疗得气？

得气，在《黄帝内经》中又称“气至”[57]，《灵枢 · 九针十二原》进一步论述了“得气”的内涵、表现与特征，即“刺之要，气至而有效。效之信，若风之吹云，明乎若见苍天”。这段经文首先指出了“得气”是与疗效有关的概念，即“气至而有效”；然后用了天气变化的例子论述了“得气”的表现与特征，即“效之信，若风之吹云，明乎若见苍天”。试想从天空乌云密布，马上就要下大雨的情景感受，到一阵风吹过，突然云开日见，一片蔚蓝天空出现在眼前，心神是何等的豁然开朗、心旷神怡及愉悦舒适。《内经》这个举例不仅说明了针刺得气之后的速效、特效，而且描述了得气时舒适愉悦的心 - 身感受。《灵枢 · 五邪》再次列举病例说明腧穴得气具有舒适愉悦的心 - 身感受:“咳动肩背，取之膺中外腧，背三节五节之傍，以手疾按之，快然，乃刺之。”因此，《内经》“得气”概念的原始定义与内涵是指针刺产生的一种与疗效有关的、愉悦与舒适的心 - 身感应与体验，而不仅是指一种针刺产生的躯体感应。《内经》中“得气”概念的内涵包括三要素：一是针刺激发的躯体感应，二是伴发的舒适的心神感应，三是以前二者为基础的疗效反应。以上这三要素称为《内经》“得气”概念的三个特征，即舒适的躯体感应与心神感应及病痛缓解的疗效反应。灸疗临床中同样可以出现以上的“得气”现象，故而，陈

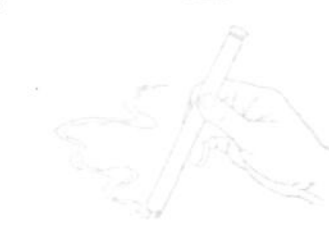

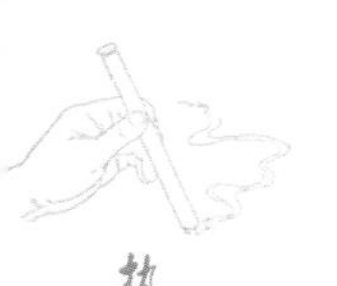

日新教授基于临床实践，追溯经典文献提出，灸疗得气即是灸疗过程中激发的舒适的躯体感应与心神感应及病痛缓解的疗效反应。

2. 如何激发艾灸得气？

“灸之要，气至而有效”，艾灸得气关乎灸疗疗效，如何艾灸才能激发得气？陈日新教授带领的团队根据过去 30 年艾灸临床研究结果，总结出艾灸得气四要领，即调定灸态、灸准穴位、施足灸量和手法得当。

（1）调定灸态：灸态就是艾灸时的状态，它包括环境、患者和医生 3 个方面。调整好灸态是激发“得气”的前提，概括来说就是“静、松、匀、守”4 个字。①静：静是指环境安静与心神安静。同时环境保持安静，患者和医生都必须保持心神的安定宁静，才能最大限度地激发“得气”感应。②松：松是指患者肌肉的放松。机体处于自然放松的状态，因为局部紧张的肌肉不利于“得气”感应的激发。③匀：匀是指患者呼吸平静均匀。平静均匀的呼吸有利于调整机体内环境，有利于增加机体反应的敏感性。④守：守即是意守施灸位点，包括两个方面：一是指患者应意守施灸位点以体验“得气”感应，二是指医者必须意守施灸位点以保持施灸热度的稳定性和施灸位点的准确性。

（2）灸准穴位：热敏腧穴是灸疗的特异性穴位，选择热敏腧穴施灸是高效激发得气的关键[46-47]。临床研究[12]表明，采用二步定位法能够精准确定热敏腧穴位置。首先，进行热敏穴位粗定位：应用体表标志法、骨度折量法、指寸法、简便取穴法等，确定在疾病状态下相关穴位发生热敏化的高概率区域。穴位发生热敏化是有规律的，即有其高发部位。例如过敏性鼻炎的热敏穴位高发区在上印堂穴区域，上印堂穴区可通过体表标志法定出其位于人体的面部，两眉头连线中点上 1 寸。然后，进行热敏穴位细定位：在上述热敏穴位高发区域内进行悬灸查找（距离皮肤约 3 厘米处，使患者局部感觉温热而无灼痛感），当艾热移到某处，患者感到艾热向深部渗热，或向远部传导，或向四周扩散，或产生酸、麻、胀、紧、压等非热感觉的灸感时，只要出现其中一种或一种以上的上述灸感就表明该部位已发生热敏化，该部位即为热敏穴位的准确位置。如治疗过敏性鼻炎时，在粗定位定出的热敏穴位高发部位上印堂穴区悬灸，若探查到患者出现热感扩散至整个额部或额部有紧压感，说明该部位为热敏腧穴的准确位置。

（3）施足灸量：施足灸量是产生得气的保证。正如《医宗金鉴 · 刺灸心法要诀》所说："必火足气到，始能求愈。"足够的灸量才能激发热敏腧穴产生得气。陈日新团队对灸疗过程中灸时与灸感的相关性进行了多中心临床研究[58-59]，揭示了灸时 – 灸感的发生发展呈现 3 个时相变化，即经气激发潜伏期、经气传导期、经气消退期。经气激发潜伏期为 10~15 分钟，这个时期灸感还未出现，灸疗疗效尚未充分发挥。在潜伏期之后

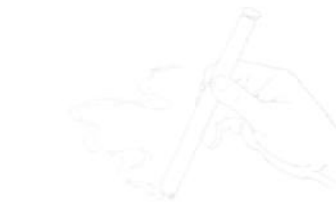

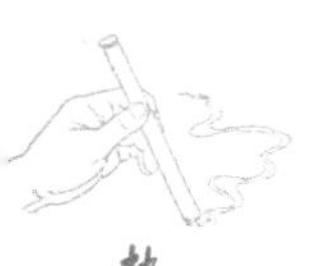

伴随经气传导的灸疗时间是经气传导期，才是灸疗疗效的充分发挥期，达到这个施灸时间，艾灸疗效明显提高。继后是经气消退期，这段时间继续施灸，疗效也无明显增加[60]。传统艾灸施灸时间为10~15分钟，处在经气激发潜伏期，这时停止施灸，难以激发腧穴产生“得气”感应。临床灸时应当施足灸量，充分激发得气，施灸至得气感应消失，才能充分发挥灸疗疗效。

（4）手法得当：采用适宜的施灸手法是快速有效激发热敏腧穴产生得气的必要条件。常用施灸手法有回旋灸、雀啄灸、温和灸、接力灸及其组合手法。其中，回旋灸能帮助温热施灸部位的气血，升高皮温，促进热敏穴位显现；雀啄灸有利于对施灸部位进行温热脉冲刺激，加强敏化，从而为局部的经气激发奠定基础；温和灸可促进施灸部位进一步激发经气，积累能量，发动传导；如果经气传导中途停顿，在上述温和灸基础上，采用接力温和灸，可以在经气传导路线上的端点再加一单点温和灸，即双点温和灸，这样可以接力延长经气传导的距离，促进气至病所。临床上常常是根据施灸具体情况，进行上述单式手法的有序组合。

长期以来艾灸得气是艾灸学的一个空白领域。临床上对艾灸得气的认识大多局限于受灸者的躯体感应，影响了艾灸疗效潜力的发挥。陈日新教授的热敏灸团队通过对《内经》原始定义的“得气”概念进行溯源，揭示了《内经》“得气”概念的原始内涵，同时论证了艾灸热敏腧穴能够激发《内经》原始定义的“得气”，介绍了艾灸激发“得气”的技术方法，探索了艾灸得气条目的筛选，这对临床正确认识“得气”，择优选穴施灸、科学定量施灸、提高灸效具有重要意义。生物学规律告诉我们，如果一个外界体表刺激能对生物体产生舒适、愉悦等情感体验，必然具有积极的生物学意义。以透热、扩热、传热等躯体感应，舒适喜热的心神感应及显著提高灸疗疗效的三位一体的艾灸“得气”新概念为切入点，可能为我们开辟艾灸临床与科研的新天地。

医疗起源于人体本能。医学的初始阶段是本能医学，医学又高于本能医学，医学却无法脱离人体本能。医学史将继续证明，充分调动本能的医学将是促进人类生命自然和谐健康发展的终极科学医学。由此可见，人类必须认识本能、依赖本能、重视本能、调动本能，充分发挥本能在维护健康中的作用，才能从根本上提高人类对病痛的战胜能力[61]。中国人发现了人体体表存在一些能“四两拨千斤”治疗疾病的功能位点，这就是具有东方神秘色彩的穴位。激活穴位就能激发、调动人体的本能与潜能。穴位可通过艾热来激活，这就是艾灸疗法，在中国用它来防病治病已经2000多年的历史了。灸疗热敏规律的发现与热敏灸技术的创立及其临床应用为人们展示了一幅全新的体表–内脏人体功能热敏调控图，发现了一条灸疗提高疗效的内源性体表热敏新途径。热敏灸技术的发明对现代医学具有重要启示：①热敏灸技术对疗效的显著提高，使人们看到了

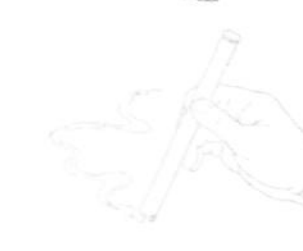

人体蕴藏的健康潜能。②使人们认识到要充分重视调动人体自身抗病机能的潜力，该技术无损伤、安全、无毒副作用，是绿色疗法。③使人们醒悟到要重视寻找人体体表与疾病相关的敏感位点,实现“小刺激大反应”“四两拨千斤”的防病治病理念。④热敏灸调动自身内源性抗病机能，顺应自然，整体调节，个体化治疗，充分体现了博大精深的中医学文化及其对促进人类生命自然和谐健康发展的重要启迪作用。⑤灸疗热敏现象已涉及新的生命现象，新的生命现象必然有新的生命规律，对此进行深入的研究将推动生命科学的发展，蕴含着生命科学原始创新的机遇。

回顾热敏灸走过的历程，实践表明：中医研究基于临床很重要；源于经典很重要；遵循中医自身的研究规律很重要；理论创新很重要；艾灸疗效的潜力还有待继续挖掘、提高。有理由相信，热敏灸深藏着人类调动本能治疗疾病的秘密。热敏灸团队将致力继续发现并开发这些秘密，为人类的健康造福。

参考文献

[1] 陈日新，康明非．腧穴热敏化艾灸新疗法[M]. 北京：人民卫生出版社，2006.Chen Rixin, Kang Mingfei. Heat-sensitization of acupoints: A new moxibustion therapy[M]. Beijing: People's Medical Publishing House, 2006.

[2] 陈日新，康明非，陈明人．岐伯归来——论腧穴敏化状

态说 [J]. 中国针灸 , 2011, 31(2): 134–138. Chen Rixin, Kang Mingfei, Chen Mingren. Return of Qi–bo: On hypothesis of sensitization state of acupoints[J]. Chinese Acupuncture & Moxibustion, 2011, 31(2): 134 –138.

[3] 陈日新 . 以腧穴热敏化为入门向导 , 开创艾灸调控人体机能新天地 [J]. 江西中医学院学报 , 2007, 19(1): 57–60.Chen Rixin. Guided by the phenomenon of heat–sensitivepoints, creating the new way of moxibustion that regulatesthe human's function[J]. Journal of Jiangxi University of Traditional Chinese Medicine, 2007, 19(1): 57–60.

[4] 陈日新 , 陈明人 , 康明非 . 热敏灸实用读本 [M]. 北京 : 人民卫生出版社 , 2009.Chen Rixin, Chen Mingren, Kang Mingfei. Practical reading of heat–sensitive moxibustion[M]. Beijing: Peo –ple's Medical Publishing House, 2009.

[5] Xie D Y, Liu Z Y, Hou X Q, et al. Heat–sensitisation insuspendedmoxibustion: Features and clinical relevance[J]. Acupuncture in Medicine, 2013, 31(4): 422–424.

[6] 陈日新 , 谢丁一 . 神奇热敏灸 [M]. 北京 : 人民军医出版社 , 2013.Chen Rixin, Xie Dingyi. Magic heat–sensitive moxibustion[M]. Beijing: People's Military Science PublishingHouse, 2013.

[7] 吴文媛 , 付勇 , 陈明人 , 等 . 腹泻型肠易激综合征患者热敏腧穴分布的临床研究 [J]. 江苏中医药 , 2011, 43(11):67–68.Wu Wenyuan, Fu Yong, Chen Mingren, et al. Clinicalstudy on the distribution of Heat–sensitive acupoints inpatients with diarrhea–predominant irritable bowel syndrome[J]. Jiangsu Journal of Traditional Chinese Medicine, 2011, 43(11): 67–68.

[8] 付勇 , 章海凤 , 陈日新 , 等 . 慢性前列腺炎患者热敏腧穴

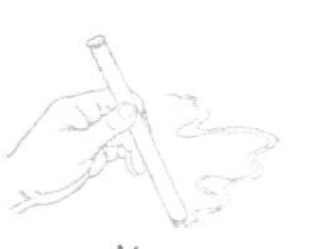

分布的临床观察[J]. 江西中医药, 2011, 42(1): 54–55.Fu Yong, Zhang Haifeng, Chen Rixin, et al. Clinical observation of the distribution of Heat–sensitive acupoints in patients with chronic prostatitis[J]. Jiangxi Journal of Traditional Chinese Medicine, 2011, 42(1): 54–55.

[9] 章海凤, 陈日新, 付勇. 慢性盆腔炎患者热敏腧穴分布规律[J]. 河南中医, 2011, 31(2): 177–178.Zhang Haifeng, Chen Rixin, Fu Yong. Distribution of Heat–sensitive acupoints in patients with chronic pelvic inflammatory disease[J]. Henan Traditional Chinese Medicine, 2011, 31(2): 177–178.

[10] 陈日新, 谢丁一. 再论"腧穴敏化状态说"[J]. 安徽中医药大学学报, 2016, 35(3): 50–53. Chen Rixin, Xie Dingyi. Further discussing of "Acupoint Sensitization Theory"[J]. Journal of Anhui Traditional Chinese Medical College, 2016, 35(3): 50–53.

[11] 陈日新, 康明非, 陈明人.《内经》腧穴概念在热敏灸中的重要指导作用[J]. 江西中医学院学报, 2010, 22(3): 36–38. Chen Rixin, Kang Mignfei, Chen Mingren. The important steering effects of acupoints concept in Neijing in the heat–sensitive moxibustion[J]. Journal of Jiangxi University of Traditional Chinese Medicine, 2010, 22(3):36–38.

[12] 谢丁一, 陈日新.《内经》中腧穴二步定位法及其临床应用[J]. 中国针灸, 2014, 34(10): 979–982.Xie Dingyi, Chen Rixin. The two–step location method of acupoint in internal canon of medicine and its clinical application[J]. Chinese Acupuncture & Moxibustion, 2014, 34(10): 979–982.

[13] Chen R X, Chen M R, Su T S, et al. Heat–sensitive mox–

ibustion in patients with osteoarthritis of the knee: A three-armed multicentre randomized active control trial[J]. Acupuncture in Medicine, 2015, 33(4): 262-269.

[14] Chen M R, Chen R X, Xiong J, et al. Effectiveness of heat-sensitive moxibstion in the treatment of lumbardisc herniation: Study protocol for a randomized controlled trial[J]. Trials, 2011, 12(226): 1-7.

[15] Chen R X, Xiong J, Chi Z H, et al. Heat-sensitive moxibustion for lumbar disc herniation: A meta-analysis ofrandomized controlled trials[J]. Journal of traditional Chinese Medicine, 2012, 32(3): 322-328.

[16] Chen R X, Chen M R, Xiong J, et al. Influence of the deqi sensation by suspended moxibustion stimulation inlumbar desc herniation: Study for a multicenter prospective two arms cohort study[J]. Evidence-Based Complementary and Alternative Medicine, 2013, 2013: 1-6.

[17] Chen R X, Chen M R, Su T S, et al. Controlled trial of heat-sensitivemoxibustion therapy to determine superioreffect among patients with lumbar disc herniation[J]. Evidence-Based Complementary and Alter native Medicine, 2014(7): 1-7.

[18] Chen R X, Chen M R, Xiong J, et al. Curative effect of heat-sensitive moxibustion on chronic persistent asthmaa multicenter randomized controlled trial[J]. Journal of Traditional Chinese Medicine, 2013, 33(5): 102-109.

[19] Chen R X, Chen M R, Xiong J, et al. Comparsion of heat-sensitive moxibustion versus fluticasone/salmeterol(seretide) combination in the treatment of chronic persistent asthma: Design of a

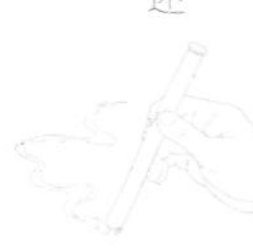

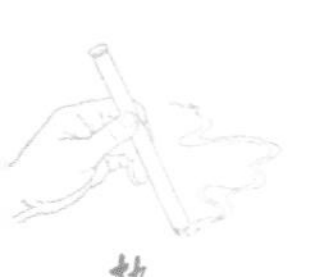

multicenter randomized controlled trial[J]. Trials, 2010, 11(121): 1–9.

[20] 梁超，张唐法，杨坤．腧穴热敏灸与西药治疗慢性持续期支气管哮喘疗效对照观察 [J]. 中国针灸，2010, 30(11): 886–890.Liang Chao, Zhang Tangfa, Yang Kun. Comparative observation on therapeutic effect of chronic persistent bronchial asthma treated with heat–sensitive moxibustionand medication[J]. Chinese Acupuncture & Moxibustion, 2010, 30(11): 886–890.

[21] Chen R X, Chen M G, Xiong J, et al. Is there difference between the effects of two–dose stimulation for knee osteoarthritis in the treatment of heatsensitive moxibustion[J]. Evidence–Based Complementary and Alternative Medicine, 2012, 2012: 696498.

[22] Chen M G, Chen R X, Xiong J, et al. Evaluation of different moxibustion doses for lumbar disc herniation: multicentre randomised controlled trial of heat–sensitive moxibustion therapy[J]. Acupuncture in Medicine, 2012, 30(4): 266–272.

[23] Tian N, Chen R X, Xi B, et al. Study on infrared radia–tion characteristic of heat–sensitive acupoints in bronchial asthma[C] //2011 IEEE International Conference on Bioinformatics and Biomedicine Workshops. Atlanta:Georgia State University, 2011: 773–777.

[24] 田宁，陈日新，谢兵，等．支气管哮喘患者热敏穴红外辐射特征研究 [J]. 上海针灸杂志，2014, 33(2): 174–176Tian Ning, Chen Rixin, Xie Bing, et al. Study on the features of infrared radiation on the heat–sensitive acupoints in patients with bronchial asthma[J]. Shanghai Journal of Acupuncture and Moxibustion, 2014, 33(2):174–176.

[25] Chen R X, Chen M R, Li Q L, et al. Assessment of heat–

sensitization at Guanyuan (CV 4) in patients withprimary dysmenorrhea: A comparative study between moxibustion sensation and infrared thermography[J].Journal of Acupuncture and Tuina Science, 2010, 8(3): 163–166.

[26] Chen R X, Chen M G, Kang M F, et al. Comparativestudy on moxibustion and infrared method for detectionof the heat–sensitive state of Yaoyangguan in patients of lumbar intervertebral disc protrusion[J]. World Journal of Acupuncture–Moxibustion, 2010, 20(2): 21–26.

[27] 周明镜，陈日新，陈明人，等．灸感法与红外法检测心气虚患者内关穴热敏态的对比研究[J]．中国针灸，2010, 30(3): 213–216. Zhou Mingjing, Chen Rixin, Chen Mingren, et al. Comparison of detecting heat–sensitive condition of Neiguan(PC 6) in heart–qi deficiency patients with moxibustionsensation and with infrared[J]. Chinese Acupuncture &Moxibustion, 2010, 30(3): 213–216.

[28] 付勇，章海凤，李芳，等．灸感法与红外法检测原发性三叉神经痛患者下关穴热敏态的对比研究[J]．中国针灸，2013, 33(5): 411–414.Fu Yong, Zhang Haifeng, Li Fang, et al. Comparative research of moxibustion and infrared method in testing Heat–sensitive state at Xiaguan (ST 7) in primary trigeminal neuralgia[J]. Chinese Acupuncture & Moxibustion, 2013, 33(5): 411–414.

[29] 李伟，安鑫，陈日新．腰椎间盘突出症腧穴热敏化红外客观显示研究[J]．江西中医学院学报，2010, 22(4): 24–26.Li Wei, An Xin, Chen Rixin. Objective display on Heat–sensitive acupoints of lumbar intervertebral disc protrusion patient with thermal infrared method[J]. Journal of Jiangxi University of Traditional Chinese Medicine, 2010,

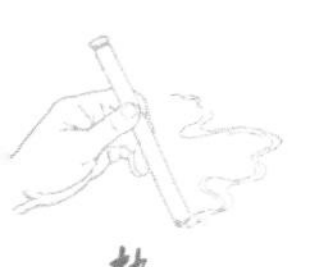

22(4): 24–26.

[30] 陈日新，陈明人，李巧林．灸感法与红外法检测支气管哮喘（慢性持续期）患者肺俞穴热敏态的对比研究[J].江西中医药，2011，42(337): 12–14.Chen Rixin, Chen Mingren, Li Qiaolin. Comparativestudy on moxibustion and infrared method for detecting heat–sensitive state of feishu point in patients with bronchial asthma (chronic duration)[J]. Jiangxi Journal of Traditional Chinese Medicine, 2011, 42(337): 12–14.

[31] 付勇，章海凤，张波，等．灸感法与红外法检测慢性前列腺炎患者命门穴热敏态的对比研究[J]. 江西中医药,2012, 3(3): 52–54.Fu Yong, Zhang Haifeng, Zhang Bo, et al. Comparative study on moxibustion sensation and infrared method for detection of heat–sensitive state of mingmen point in patients with chronic prostatitis[J]. Jiangxi Journal of Traditional Chinese Medicine, 2012, 3(3): 52–54.

[32] 徐杰，付勇，章海凤，等．灸感法与红外法检测偏头痛患者阳陵泉穴热敏态的对比研究[J]. 江西中医学院学报，2012, 24(2): 24–25.Xu Jie, Fu Yong, Zhang Haifeng, et al. Comparative study on moxibustion sensation and infrared method fordetection of heat–sensitive state of yanglingquan point in patients with migraine [J]. Journal of Jiangxi University of Traditional Chinese Medicine, 2012, 24(2): 24–25.

[33] Liao F F, Zhang C, Bian Z J, et al. Characterizing heat–sensitization responses in suspended moxibustion with high–density EEG[J]. Pain Medicine, 2014, 15(8): 1272–1281.

[34] 廖斐斐，张潺，边志杰，等．慢性腰背痛患者艾灸热敏现象的脑电机制初探[J]. 中国疼痛医学杂志，2013, 19(12): 719–726.Liao Feifei, Zhang Chan, Bian Zhijie, et al. EEG features of Heat–

sensitization responses in chronic lowback pain patients receiving suspended moxibustion[J].Chinese Journal of Pain Medicine, 2013, 19(12): 719 –726.

[35] Cortical activities of heat–sensitization responses in suspended moxibustion: An EEG source analysis withs LORETA[J]. Cognitive Neurodynamics, 2015, 9(6): 581–588.

[36] Xie D Y, Jiang Y X, Chen R X, et al. Study on the thermesthesia features of heat–sensitive acupoints in patients with knee osteoarthritis[J]. Journal of Acupunctureand Tuina Science, 2016, 14(2): 110–114.

[37] 谢丁一，李原浩，陈日新，等 . 腰椎间盘突出症患者热敏腧穴温度觉特征研究 [J]. 中华中医药杂志，2017, 32(9): 4211–4214.Xie Dingyi, Li Yuanhao, Chen Rixin, et al. Study ontemperature sensitivity of heat–sensitive acupoints of patients with prolapse of lumbar intervertebral disc[J]. China Journal of Traditional Chinese Medicine and Pharmacy, 2017, 32(9): 4211–4214.

[38] 谢丁一，谢秀俊，陈日新，等 . 神经根型颈椎病患者热敏态腧穴温度觉特征研究 [J]. 安徽中医药大学学报，2017, 36(1): 35–39. Xie Dingyi, Xie Xiujun, Chen Rixin, et al. Temperaturesensation features of heat–sensitive acupoints in patients with cervical spondylotic radiculopathy[J]. Journal of Anhui University of Chinese Medicine, 2017, 36(1):35–39.

[39] Chen R X, Lv Z M, Chen M R, et al. Stroke treatmentin rats with tail temperature increase by 40 min moxibustion[J]. Neuroscience Letters, 2011, 503(2): 131–135.

[40] Chen R X, Lv Z M, Chen M R, et al. Neuronal apoptosisand

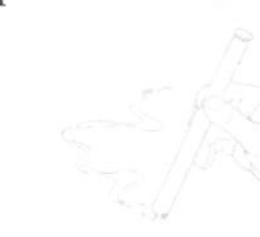

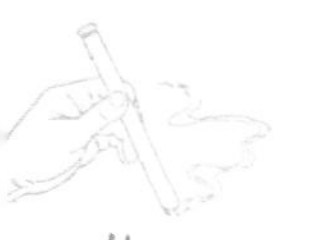

inflammatory reaction in rat models of focal cerebral ischemia following 40 minute suspended moxibustion[J]. Neural Regeneration Research, 2011, 6(15):1180–1184.

[41] Chen R X, Lv Z M, Huang D D, et al. Efficacy of suspended moxibustion in stroke rats correlates with tailtemperature change[J]. Neural Regeneration Research,2013, 8(12): 1132–1138.

[42] Lv Z M, Liu Z Y, Huang D D, et al. The characterization of deqi during moxibustion in stroke rats[J]. Evidence–Based Complementary and Alternative Medicine, 2013, 2013: 140581.

[43] 陈日新，康明非，陈明人. 一种新类型的疾病反应点——热敏点及其临床意义 [J]. 江西中医学院学报，2006, 18(2): 29–30. Chen Rixin, Kang Mingfei, Chen Mingren. Heat–sensitive point——A new type of disease reaction point, andits clinical significance[J]. Journal of Jiangxi Universityof Traditional Chinese Medicine, 2006, 18(2): 29–30.

[44] 康明非，陈日新. 论"反应点"与腧穴 [J]. 江西中医学院学报，2006, 18(3): 37–38.Kang Mingfei, Chen Rixin. On "reaction points" andacupoints[J]. Journal of Jiangxi University of Traditional Chinese Medicine, 2006,18(3): 37–38.

[45] 焦琳，迟振海，陈日新，等. 由热敏灸引发的对腧穴原始内涵的审视 [J]. 中国针灸，2009, 29(12): 1008.Jiao Lin, Chi Zhenhai, Chen Rixin, et al. A review of the original connotation of acupoints caused by heat –sensitive moxibustion[J]. Chinese Acupuncture & Moxi –bustion, 2009, 29(12): 1008.

[46] 陈日新，康明非. 腧穴热敏化及其临床意义 [J]. 中医杂志，2006, 47(12): 905–906.Chen Rixin, Kang Mingfei. Acupoint

heat-sensitizationand its clinical significance[J]. Journal of Traditional Chinese Medicine, 2006, 47(12): 905-906.

[47] 陈日新，康明非．腧穴热敏化的临床应用[J]. 中国针灸，2007, 27(3): 199-202.Chen Rixin, Kang Mingfei. Clinical application of acupoint heat-sensitization[J]. Chinese Acupuncture & Mox-ibustion, 2007, 27(3): 199-202.

[48] 陈日新，陈明人，康明非，等．重视热敏灸感是提高灸疗疗效的关键[J]. 针刺研究，2010, 35(4): 311-314.Chen Rixin, Chen Mingren, Kang Mingfei, et al. Paying attention to the heat thermal sensitivity of moxibustionis the key for raising the curative effect[J]. Acupuncture Research, 2010, 35(4): 311-314.

[49] 孙国杰．针灸学[M]. 上海：上海科学技术出版社,1997: 178.Sun Guojie. Acupuncture and moxibustion[M]. Beijing:Shanghai Scientific & Technical Publishers, 1997: 178.

[50] 陈日新，康明非．灸之要，气至而有效[J]. 中国针灸，2008, 28(1): 44-46.Chen Rixin, Kang Mingfei. Key point of moxibustion, arrival of qi produces curative effect[J]. Chinese Acupuncture & Moxibustion, 2008, 28(1): 44-46.

[51] 陈日新，陈明人，黄建华，等．热敏灸治疗椎动脉型颈椎病灸感与灸效关系的临床观察[J]. 江西中医药,2011, 42(1): 48-49.Chen Rixin, Chen Mingren, Huang Jianhua, et al. Clinical observation on the relationship between moxibustion sensations and moxibustion effect on vertebral arterytype cervical spondylosis treated by heat-sensitive moxibustion[J]. Jiangxi Journal of Traditional Chinese Medicine, 2011, 42(1): 48-49.

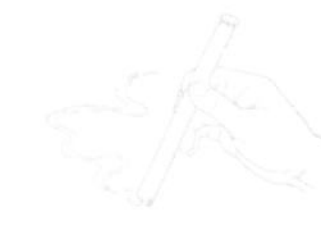

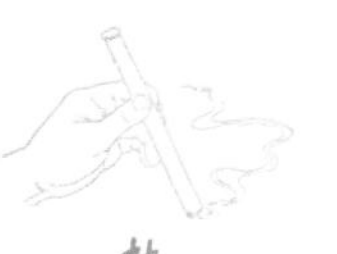

[52] 陈日新，张波，蔡加. 温和灸治疗膝关节骨性关节炎（肿胀型）不同灸感的临床疗效比较研究[J]. 世界中医药，2013, 8(8): 856–858.Chen Rixin, Zhang Bo, Cai Jia. Comparison of clinical effects of mild moxibustion with different heat sensationin treating knee osteoarthritis[J]. World Chinese Medicine, 2013, 8(8): 856–858.

[53] Chen R, Chen M, Xiong J, et al. Comparative effective–ness of the deqi sensation and non–deqi by moxibustionstimulation: A multicenter prospective cohort study inthe treatment of knee osteoarthritis[J]. Evidence–Based Complementary and Alternative Medicine, 2013, 2013: 906947.

[54] Chen R, Chen M, Su T, et al. A 3–arm, randomized, con–trolled trial of heat–sensitive moxibustion therapy to determine superior effect among patients with lumbar discherniation[J]. Evidence–based Complementary and Alternative Medicin, 2014, 2014: 154941.

[55] 陈日新，吕志迈，谢丁一，等. 热敏灸感条目德尔菲法调查分析[J]. 中医杂志，2018, 59(22): 1915–1919.

[56] 陈日新，吕志迈，谢丁一，等. 热敏灸得气灸感量表的研制与初步评价[J]. 中国针灸，2018, 38(11): 1229–1234.

[57] 王华，杜元灏. 针灸学[M]. 北京：中国中医药出版社，2012: 155, 164.

[58] Chen MR, Chen RX, Xiong J, et al.Evaluation of different moxibustion doses for lumbar disc herniation: multicentre randomised controlled trial of heat–sensitive moxibustion therapy[J]. Acupunct Med, 2012, 30(4): 266–272.

[59] Chen RX, Chen MR, Xiong J, et al. Is there difference

between the effects of two-dose stimulation for knee osteoarthritis in the treatment of heat-sensitive moxibustion[J]. Evid Based Complement Alternat Med, 2012, 2012: 696498.

［60］郭义，方剑乔. 实验针灸学实验指导[M]. 北京：中国中医药出版社，2012: 239-241.

［61］陈日新. 内源性医学促进人类生命自然和谐健康发展[J]. 江西中医药，2014, 45(5): 3-4.Chen Rixin. Endogenous medicine promotes the harmonious and healthy development of human life[J]. Jiangxi Journal of Traditional Chinese Medicine, 2014, 45(5): 3-4.

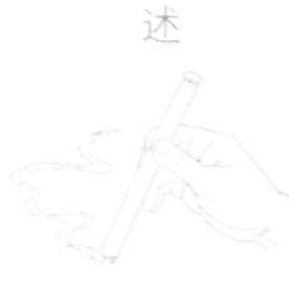

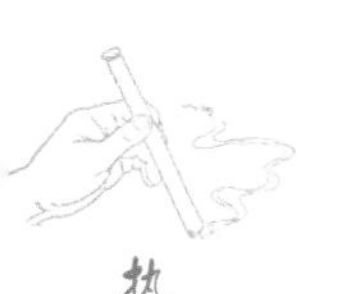

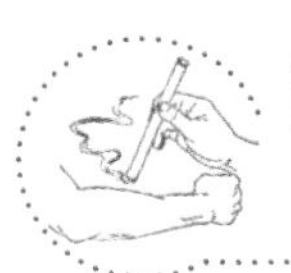

第二章 热敏灸技术操作

热敏灸技术操作是热敏灸技术的重要内容之一，是灸疗临床必须掌握的基本技能，热敏灸团队历经 30 余年的临床实践，积累了丰富的操作经验，总结并形成了热敏灸操作基本技术。针灸学是以腧穴为切入点，以经络为信息传导路径来协调阴阳，扶正祛邪而发挥防治作用的外治法，针灸学自古以来就十分强调各种技术操作过程中手法的应用，《灵枢·经水》篇："审切循扪按，视其寒温盛衰而调之，是谓因适而为之真也。"《灵枢 · 周痹》："故刺痹者，必先切循其下之六经，视其虚实，及大络之血结而不通，及血脉陷空者而调之。"《灵枢·五邪》篇："邪在肺……取之膺中外腧，背三节五脏之傍，以手疾按之，快然，乃刺之，取之缺盆中以越之。"《素问·骨空论》："缺盆骨上切之坚痛如筋者灸之。"上述的《内经》原文生动地展现了针灸技术中的穴位探查方法，"审切循扪按""切循""切""按"等都是探查穴位的具体手法。《素问·离合真邪论》载："吸则内针，无令气忤。静以久留，无令邪布。吸则转针，以得气为故。"《灵枢·官能》："泻必用员……伸而迎之；补必用方，……微旋而徐推之。"《难经·七十八难》进一步阐述："得气，因推而内之，是谓补；动而伸之，是谓泻。"明代李梴《医学入门》："凡提插急提慢按如冰冷，泻也；慢提紧按火烧身，补也。"《灵枢·小针解》："徐而疾则实者，言徐内而疾出也；疾而徐则虚者，言疾内而徐出也。"《灵枢·背腧》："以火补者，勿吹其火，须自灭也；以火泻者，疾吹其火，传其艾，须其火灭也。"以上则是古人在针灸过程中实施呼吸、提插、徐疾、艾灸等补泻手法的操作记载。《灵枢·经筋》篇："治在燔针劫刺，以知为数，以痛为输。"《灵枢·九针十二原》曰："刺之而气不至，无问其数，刺之而气至，乃去之，勿复刺。刺之要，气至而有效，效之信，若风之吹云，明乎若见苍天。"以上的"以知为数""无问其数，刺之而气至，乃去之，勿复刺"则是古人对针刺剂量的相关记载。由以上可知，自《内经》时

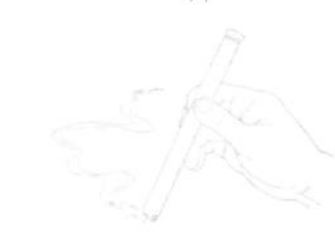

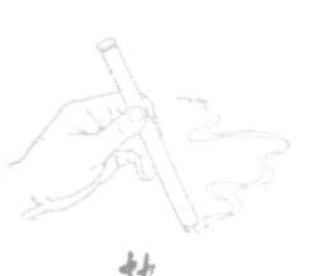

代起，古人就十分强调针灸技术的穴位探查、操作手法及刺激剂量的界定，鉴于当时历史条件的限制，各种技术手段及其探穴、操作手法分散记录在不同的章节之中。热敏灸团队从灸疗热敏现象入手,围绕“灸疗穴位敏感性”与“灸疗充足时间量”两个关键科学问题，建立了基于灸位与灸量新标准的热敏灸理论与技术新体系。本章主要介绍热敏腧穴的探查定位手法、操作过程中运用的施灸手法及客观确定施灸剂量标准等内容。掌握本章内容才能准确的定位热敏化腧穴，确定灸位，高效激发经气感传，气至病所；科学界定个体化、标准化施灸剂量，才能充分发挥热敏灸技术的疗效优势。

第一节 热敏腧穴的探查

1. 灸材选择

热敏腧穴的适宜刺激是艾热，故选择纯艾条作为穴位热敏探查的灸材。

2. 探查准备

保持诊室安静，温度在 22~30℃。让患者选择舒适体位，充分暴露探查部位，放松肌肉，均匀呼吸，思想集中，体会艾灸时的感觉。医生集中注意力于施灸部位，询问患者在艾灸探查过程中的感觉。

3. 探查部位

腧穴热敏是疾病在体表的一种反应状态，它直接或间接地反映机体疾病的部位、性质和病理变化。不同的病症出现腧穴热敏的部位是不同的，但是有其规律。腧穴热敏化常发生在疾病相关的腧穴部位，可以按照二步定位法来确定。热敏穴位的粗定位：应用体表标志法、骨度折量法、指寸法、简便取穴法等，确定在疾病状态下相关穴位发生热敏化的高概率大致区域。穴位发生热敏化是有规律的，称为热敏穴位高发部位。热敏穴位的细定位：用点燃的艾条，对准上述热敏穴位高发部位进行悬灸探查（距离皮肤 3 厘米左右处），使患者局部感觉温热而无灼痛感。热敏穴位在艾热的刺激下，会产生透热、扩热、传热、局部不（微）热远部热、表面不（微）热深部热、其他非热感觉 6 种灸感，只要出现其中一种或一种以上的上述灸感就表明该部位已发生热敏化，即为热敏穴位的准确位置。具体不同病症的腧穴热敏高发部位见后述。

4. 探查手法

用点燃的艾条，在可能发生热敏化的腧穴部位，距离皮肤 3 厘米左右处进行悬灸，使患者局部感觉温热而无灼痛感。常用的悬灸探查手法有回旋灸、循经往返灸、雀啄灸、温和灸等。热敏腧穴的探查手法通常是这 4 种手法的组合。按上述顺序每种手法操作 1 分钟，反复重复上述手法，灸至皮肤潮红为度，一般 2~3 遍可以探查到热敏腧穴，出现热敏现象。然后艾火固定在热敏腧穴部位，保持灸感，施行温和灸手法进行治疗。

（1）回旋灸：用点燃的艾条，与施灸部位皮肤保持一定距

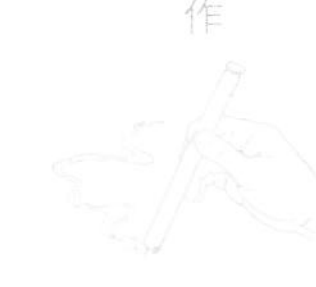

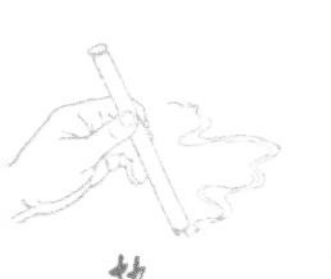

离，均匀地反复回旋熏烤施灸。

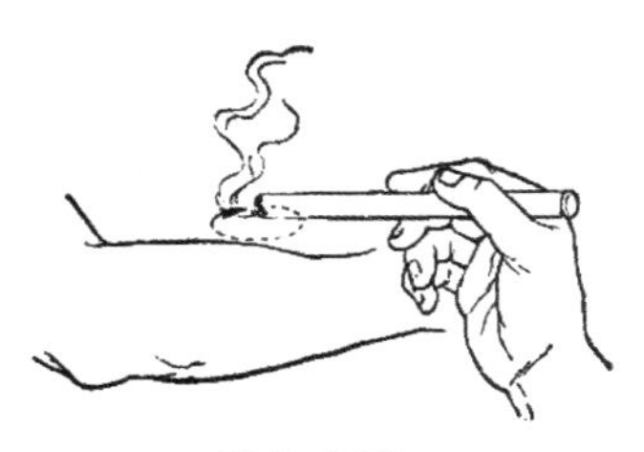

回旋灸图

（2）循经往返灸：用点燃的艾条在患者体表，距离皮肤3厘米左右处，匀速地沿经脉循行方向往返移动施灸，以患者感觉施灸路线温热潮红为度。

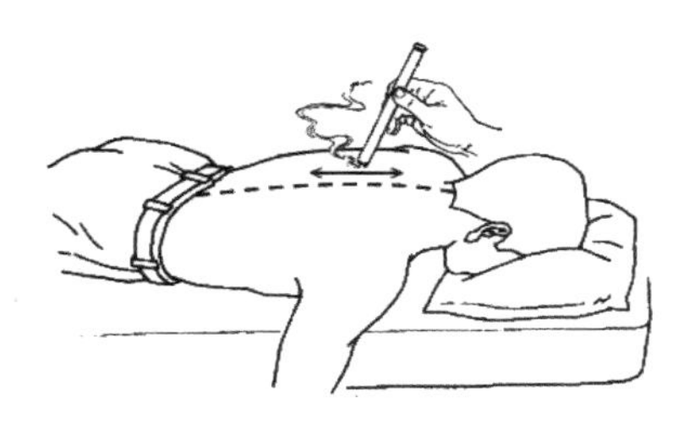

循经往返灸图

（3）雀啄灸：用点燃的艾条，对准施灸部位一上一下地摆动，如鸟雀啄食一样。

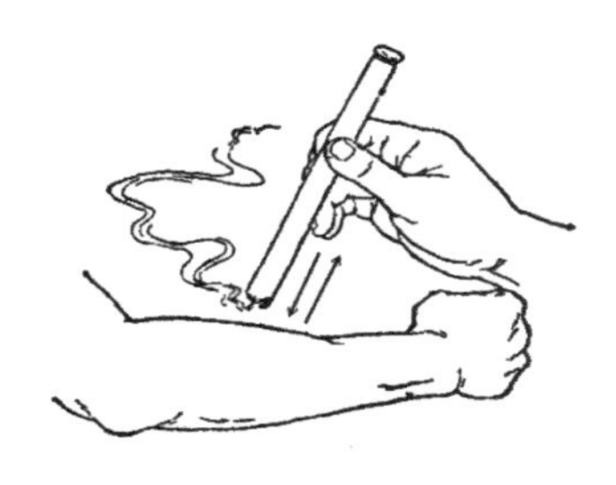

雀啄灸图

（4）温和灸：用点燃的艾条，对准施灸部位，距离皮肤3

厘米左右处熏烤，使患者局部感觉温热而无灼痛感。

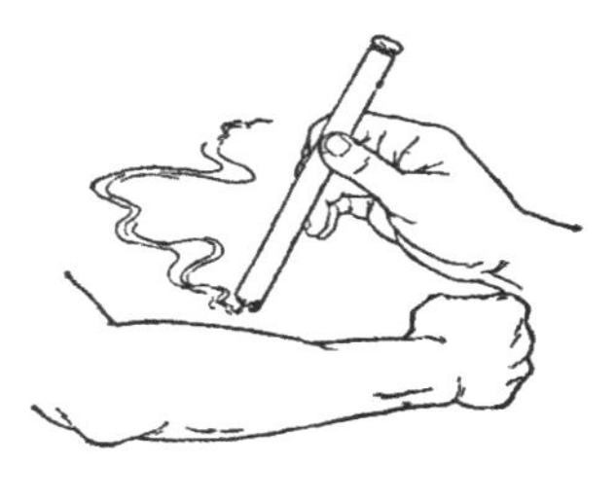

温和灸图

（5）腧穴热敏的判别：在探查过程中，出现上述6种灸感反应（即穴位热敏现象）的一种或一种以上，表明该穴位已发生热敏。

第二节　热敏灸的施灸手法

热敏灸疗法采用艾条悬灸的方法，可分为单点温和灸、双点温和灸、三点温和灸、接力温和灸、循经往返灸。

1. 单点温和灸

将点燃的艾条对准选择的热敏穴位，在距离皮肤3厘米左右处施行温和灸法，以患者无灼痛感为度。每穴施灸时间以热敏灸感消失为度，不拘固定的时间。

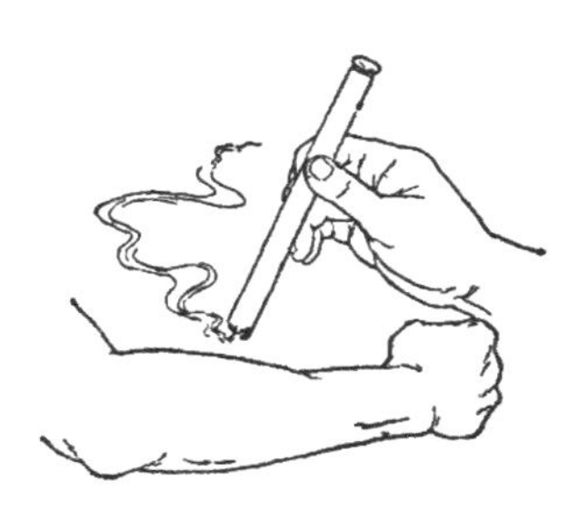

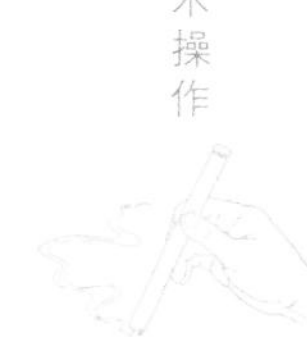

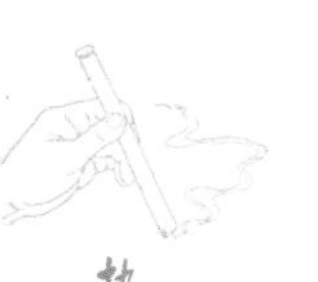

2. 双点温和灸

即同时对两个热敏穴位进行艾条悬灸操作，分单手双点温和灸和双手双点温和灸。每穴施灸时间以热敏灸感消失为度，不拘固定的时间。

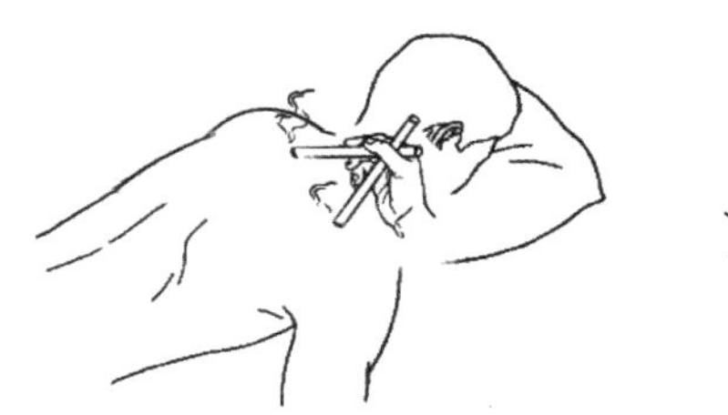

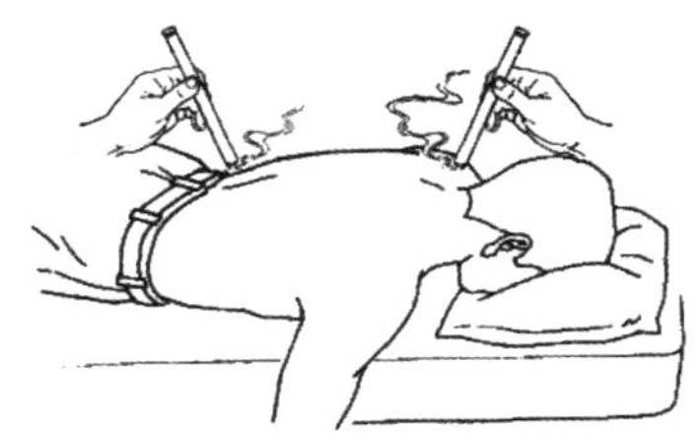

3. 接力温和灸

在上述灸法的基础上，如果灸感传导不理想，可以在感传路线上远离这个穴位的端点施行艾灸，这样可以延长感传的距离。

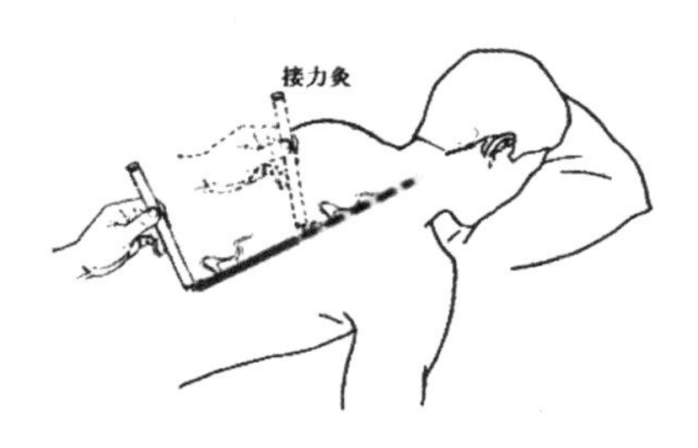

4. 循经往返灸

此手法既可用于探查穴位，同时也是治疗常用的手法。用点燃的艾条在患者体表距离皮肤 3 厘米左右处，沿经脉循行方向往返匀速移动施灸，以患者感觉施灸路线温热为度。此法适用于正气不足，感传较弱的患者。

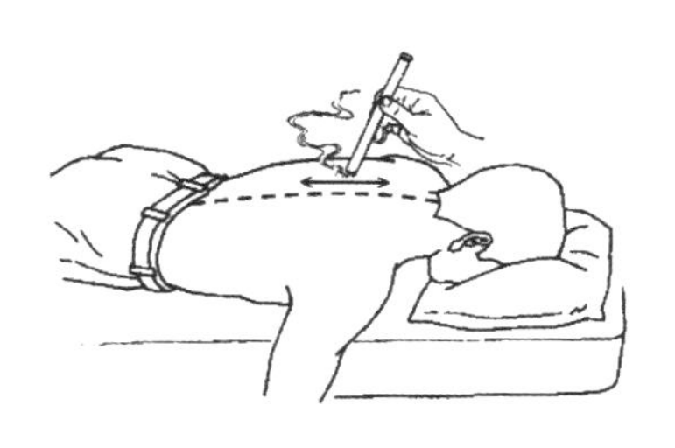

第三节　热敏灸剂量

选择最佳施灸剂量是提高临床疗效重要条件之一。穴位热敏的施灸剂量不同于传统艾灸疗法，是以上述热敏现象消失所需要的时间为每穴施灸的个体化最佳施灸时间，称为饱和灸量或称消敏灸量。传统艾灸每穴治疗时间为 10~15 分钟（经气激发潜伏期），灸疗疗效潜力未充分发挥；从艾灸开始至经气传导期结束，这段施灸时间约为 40 分钟，称为消敏时间，这主要是经气的传导与气至病所期，是灸疗疗效的充分发挥期；因此，消敏时间是最佳的灸量充足的施灸时间。

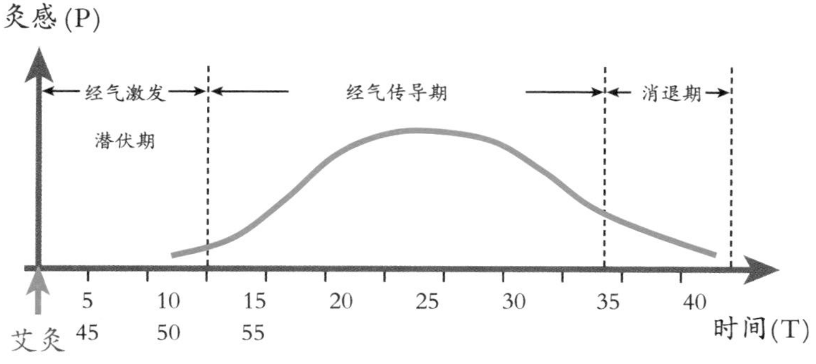

灸疗经气激发的时－效曲线

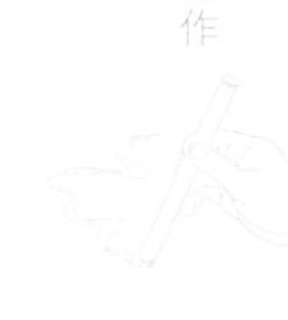

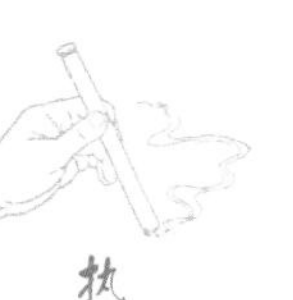

第四节　热敏灸技术“十六字要诀”

热敏灸的操作技术关键可用十六字来概括：探感定位、辨敏施灸、量因人异、敏消量足。前两句是有关施灸部位的操作技术关键，后两句是有关施灸剂量的操作技术关键。

1. 探感定位

热敏灸在腧穴选取上和传统选穴不同，是根据灸感确定最佳施灸部位，即以灸出热敏灸感的部位为最佳施灸部位，因此需要以艾热为刺激源探查确定热敏腧穴作为施灸部位。

2. 辨敏施灸

同是热敏腧穴，有首选与后选，主选与次选之分，需要分析、辨别。如以出现非热灸感的热敏腧穴为主选热敏腧穴，而非热灸感中又以痛感优于酸胀感；以出现热敏灸感经过，或直达病变部位的热敏腧穴为主选热敏腧穴；以出现较强的热敏灸感的热敏腧穴为首选热敏腧穴。在上述敏化腧穴的分析辨别基础上采用相应的悬灸方法施灸。

3. 量因人异

艾灸剂量由艾灸强度、艾灸面积、艾灸时间三个因素组成，在前两个因素基本不变的情况下，艾灸剂量主要由艾灸时间决定。在施行热敏灸疗法时，每穴的施灸时间不是固定不变的，而是因人因病因穴而不同，是以个体化的热敏灸感消失为度。不同热敏腧穴施灸时从热敏灸感产生透热、扩热、传热、局部不（微）热远部热、表面不（微）热深部热、其他非热感觉至热敏灸感消失所需要的时间是不同的，平均约40分钟，这就是热敏腧穴的最佳个体化施灸剂量。

4. 敏消量足

热敏灸疗法除了强调每次艾灸要达到个体化的消除腧穴敏化状态的饱和灸量外，还强调疗程灸量。只要与疾病相关的热敏腧穴存在，就要进行疗程施灸，直至所有与该病症相关的热敏腧穴消敏，则以此为治疗该病症的充足疗程灸量。

第五节　热敏灸操作注意事项

1. 施灸前

应详细告知患者操作过程，打消患者对艾灸的恐惧感或紧张感。

2. 施灸时

应根据年龄、性别、体质、病情，采取舒适的体位，并充分暴露施灸部位。施灸时间应根据病情不同、个体不同而各不相同。要注意防止艾火脱落灼伤患者，或烧坏衣服被褥等物。

3. 治疗后

必须将燃着的艾条熄灭，以防复燃。

4. 不宜施灸疾病

昏迷、脑出血急性期、血液病、大量吐（咯）血。

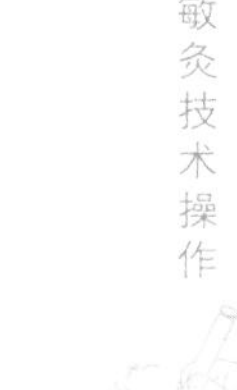

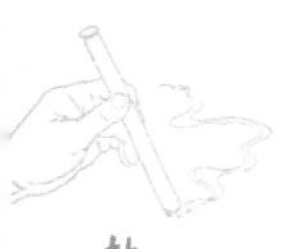

5. 不宜施灸部位

孕妇的腹部和腰骶部禁灸；感觉障碍、皮肤溃疡处不宜施灸。

6. 不宜施灸状态

过饥、过饱、过劳、酒醉等，不宜施灸。

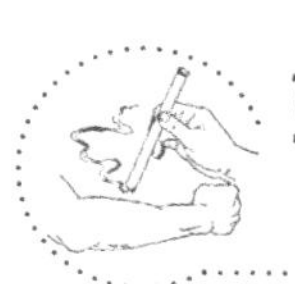

第三章 灸法防治疫病古代文献论述

疫病，即现代医学的传染病。近千年来我国有文献记载的传染病流行不少于500次。在古代，人们就已认识到疫病传染性强，病死率高。《素问·刺法论》说："五疫之至，皆相染易，无问大小，病状相似。"《素问·六元正纪大论》说："温疠大行，远近咸若。""疠大至，民善暴死。"经历朝历代不断地总结发现，我国形成了丰富的传染病病种文献资料，如疠、瘟疫、疾疫、温疫、疟、痢、疸、霍乱、天花、麻疹、风温、温热、温毒、暑温、湿温、秋燥、冬温、温疟等皆属疫病之列。

在汉代张仲景之前，疫病的病因大都以伤寒立论，《内

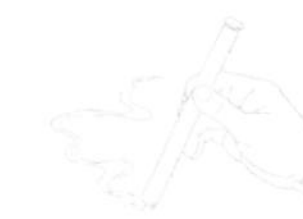

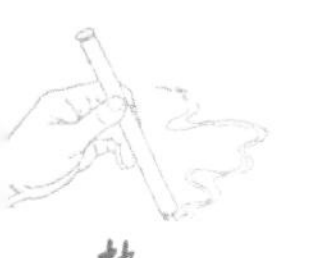

经》："今夫热病者，皆伤寒之类也。"《难经》对疫病也有散在记载："伤寒有五：有中风，有伤寒，有湿温，有热病，有温病。"《难经》时代亦认为疫病属广义伤寒的范畴。张仲景对疫病的认识在《伤寒论 · 序》中有记载："余宗族素多，向余二百，建安纪元以来，犹未十稔，其死亡者三分有二，伤寒十居其七。"另《伤寒论》原文有述："太阳病，发热而渴，不恶寒者，为温病。"由以上可知，仲景之前各代医家主张疫病病因皆属伤寒。

张仲景《伤寒论》对后世产生的影响既深刻又深远，直至隋朝巢元方的《诸病源候论 · 伤寒病诸候 · 伤寒令不相染易候》有"自触冒寒毒之气生病者，此则不染着他人。若因岁时不和，温凉失节，人感乖戾之气而发病者，此则多相染易"的记载，指出伤寒病有不染他人及多相染的不同。该论断开阔了后世认识疫病的思路，为后世脱离伤寒立论疫病病因起到了承上启下的作用。到金元时期，以金元四大家为代表的医家对疫病有了进一步的阐述，刘河间通过对自己临症经验的总结，认识到外感病不能一味应用辛温解表法，提出六气皆从火化，六经传变皆是热证的观点，治疗当以寒凉清热为主，法当表里两解。刘河间区别了温病与伤寒的病因及治法的不同，为后世建立以寒凉清热药为中心的温病治疗学打下了基础，是温病学发展史上的一大转折。故后世有"伤寒宗仲景，热病崇何间"之说。

明清时期，《温疫论》《温热论》《湿热病篇》《温病条辨》

《温热经纬》等著作的形成，标志着温病学已发展到成熟时期。明末正适温疫流行，吴又可根据实践体会，编写了我国医学史上第一部温病学专著——《温疫论》，吴又可在书中论述了温病与伤寒的不同，大胆提出“守古法，不合今病”的独特见解。关于温病的病因首创疠气学说，走出了六淫致病的圈子，丰富和发展了温病病因学说。他说:“温疫之为病，非风、非寒、非暑、非湿，乃天地间别有一种异气所感。”认识到温疫有强烈的传染性，“无问老少强弱，触之者即病”。感邪途径，吴又可认为是从口鼻而入。

纵观疫病病因的发展史，《伤寒论》曾因其深远及深刻的影响力，在很长一段时间内束缚着后世医家对疫病病因的认识，但是随着疫病发生的增加，后世医家不断地积累临床诊治经验，开始质疑乃至脱离《伤寒论》的立论，形成“戾气”等新的病因学说。明清时代形成的关于温病的病因病机及辨证论治理论的形成，对后世诊疗疫病产生了重要影响。

回顾古人对疫病的认识史，很容易发现，防治疫病的一种最常见的方法，那就是艾灸。灸法是中医最常用的外治法之一，《说文解字》（汉 · 许慎）曰:“灸，灼也。”提示灸疗的起源与火的应用有关，取暖御寒是灸疗的源头。最初灸疗法是人体直接对着火熏灼；或用燃烧的树枝干草烤灼；或用烤热的兽皮、石块等贴附在身体上，达到缓解病痛的目的。后曾选用松、柏、竹、橘、榆、枳、桑、枣，这八种树枝作为施灸的材料，

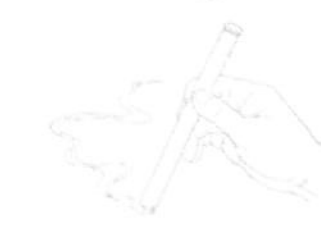

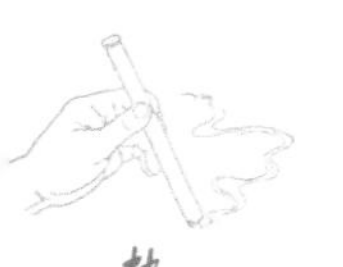

最终选择了用艾叶做成的艾绒作为施灸的材料流传至今。艾草既可以外用又可以内服,《本草纲目》说“艾叶,生则微苦太辛,熟则微辛太苦,生温熟热,纯阳也。可以取太阳真火,以回垂绝元阳。服之则走三阴而逐一切寒湿,转肃杀之气为融和;灸之则透诸经而治百种病邪,起沉疴之人为康泰”,是艾灸的佳品。

灸疗在春秋战国时期就已盛行,1973 年底,在湖南长沙马王堆三号墓中出土的公元前 168 年《足臂十一脉灸经》《阴阳十一脉灸经》即是佐证,有学者认为这两本古籍成书于春秋时代,是最早的灸疗医书。它体现了当时灸疗应用的普遍性,是当时治病的主要方法之一。之后成书的《内经》,是中医学影响最大的经典之作,其中《灵枢 · 官能》有“针所不为,灸之所宜”的论述,说明艾灸有针刺不能替代的独特治疗作用。几千年来,艾灸传承至今,对人类健康做出了不可磨灭的贡献。艾灸疗法自古就被作为防疫治疫的重要手段。根据使用方法可以分为熏艾预防、直接灸、艾条灸、强正气等具体防治形式。

一、艾灸防疫

中医自古就强调“未病先防,既病防变”。艾灸就是常用的预防发病的方法之一。唐 · 孙思邈的《千金要方》:“凡入蜀地游宦,体上常须三两处灸之,勿令疮暂瘥,则瘴疠瘟疫毒气不能着人也。”晋 · 葛洪的《肘后备急方》记载:“断瘟病令不相染,密以艾灸病人床四角,各一壮,佳也。”明 ·《普济方》:“辟瘟疫，出本草，以艾纳香烧之,”“治断温病。令不相染着。及治时气瘴疫。右用蜜艾灸病人床四角各一壮。不得令知之。佳也。”宋·《太平圣惠方》用于预防时气瘴疫，采用“右以艾灸病人床四角各一壮。勿令知之”的方法。清·刘奎《松峰说疫》:“苍术降真香（各等分）共末，揉入艾叶内，绵纸卷筒，烧之，除秽祛疫。”“断瘟法，密以艾灸病患床四角，各一壮，勿令人知，不染。凡入瘟家，常以鸡鸣时，默念四海神名三七遍。百邪不犯。”以上都是采用艾灸预防疫病的记载。不过方式方法各不相同,《千金要方》是采用直接灸足三里使局部形成灸疮的形式达到预防疫病,强身健体作用。而《肘后备急方》《普济方》《太平圣惠方》《松峰说疫》主要是用熏艾的方法达到预防疫病的目的。

二、艾灸治疫

1. 艾条灸

古人用艾条灸治疗疫病的史料比较多，散见于各朝各代。宋·史堪《史载之方》:“此乃疫毒之涎，盈溢心胸，伏其脉气，非脉气……，此药不辍进服，徐徐减病根，若病势浓者，急灸肝俞减其风气……”宋·王执中《针灸资生经》:“寒暑疫毒。颊里穴、针主治马黄黄胆。寒暑温疫。颊两边同法。手太阳灸随年壮。”明·张介宾《景岳全书》“医者之治瘟疫，亦当以本法治之，而随其风……热而内虚也，可急服姜附汤之

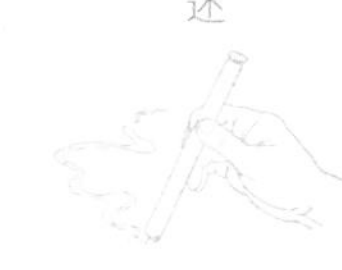

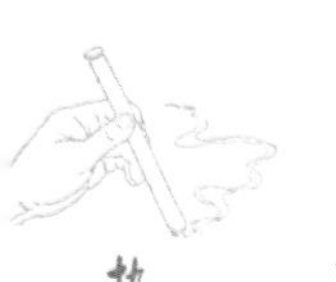

类，及灸气海，足三里。”“如瘟疫不解，热入血室，舌焦，烦热发斑者，……逆汤主之。伤寒脉促，手足厥逆者，可灸之。”明·吴有性《温疫论》记载：“温疫者，冬受寒邪，复感春温时行之气。……附热熨胸背即汗；或置火于床下或艾灸。”东晋·范汪《范东阳杂药方》记载：“凡得霍乱，灸之或时虽未瘥，终无死忧。”清·林庆铨《时疫辨·附录经验杂方》：“光绪二十八年，壬寅岁，仲春，阴寒霍乱之症……羊城一郡，伤人数万口，惟有先用艾灸一法，百发百中。”明·虞抟《医学正传》：“治霍乱吐泻不止，灸天枢、气海、中脘四穴，立愈。天枢二穴，在脐心两傍各开二寸。气海一穴，在脐下一寸半。中脘一穴，在脐上四寸。”明·朱橚《普济方》：“耳中穴在耳门孔上横梁是针灸之，治马黄黄疸瘟疫。”清·张璐《张氏医通》：“民病天行瘟疫热病。治宜清热解毒之剂。苍术白虎汤加人中黄。……亦有灸法。”《专治麻痧初编》：“殆时气瘟疫之类欤。其证类多咳嗽，多嚏，眼中多泪，又以驱风壮筋活血膏贴其突处，又以艾灸肺俞穴（第三椎骨下各开一寸半）鬲俞……上，以清水咽下此药，除三尸，祛八邪，辟瘟疫，疗烦渴。”清·蒋廷锡《古今图书集成医部》：“身疼，发热恶寒，及伤风、伤湿、伤寒，时气瘟疫。仍灸气海、三里穴。”

2. 艾柱灸

直接灸是古代比较常用的艾灸方法。古代大量的医学著作均记录了艾柱灸治疗疫病的方法。晋·葛洪《肘后备急方》：“治卒霍乱诸急方第十二……如此而不净者，便急灸之，但明案次第，莫为乱灸，须有其病，乃随病灸之，未有病莫预灸，灸之虽未即愈，要万不复死矣。莫以灸不即而止灸。霍乱艾丸，若不大，壮数亦不多。本方言七壮为可，四五十无不便，火下得活……卒得霍乱，先腹痛者，灸脐上十四壮，名太仓，在心厌下四寸，更度之。”唐·孙思邈《千金翼方·卷第二十六》:“初得一日二日，但灸心下三处……大人可五十壮，小儿可一七二壮，随其年灸，以意量之。”《敦煌医书》云:“头部中风，眩晕疼痛，被瘟疫所传染，以致昏迷，脑髓脉络衰退，头部外伤，于头顶向后至枕骨突起处，火灸九壮，即可治愈。”明 · 虞抟《医学正传》:“治霍乱已死而胸中尚有暖气者，灸之立苏。其法，以盐填满脐孔，灸之不计壮数。”明 · 王大伦《婴童类萃》“霍乱已死，心腹有暖气者，纳盐脐中，灸七壮。”清 · 周震《幼科指南》:“天地流行厉气，而成瘟疫之病，不论老小强弱，沿门合境……往为终身痼疾。内服松蕊丹缓缓调治，外用圣惠灸法灸三穴，肺俞、心俞、膈俞三五壮。”清 · 廖润鸿《勉学堂针灸集成》卷二:“霍乱闷乱……又方脐中七壮，下火即瘥。”清 · 李学川《针灸逢源》卷五:“霍乱……吐泻不止者，中脘天枢气海(或针或灸立愈)；霍乱将死者，以细白干盐填满脐中。艾灸七壮。立苏。”清·陆以湉《冷庐医话》:“……手冷过肘膝，色现青紫，加制附子三钱，若声嘶目上视，舌卷囊缩，脉已绝，为不治，服药亦无及，速用艾灸法。脐下三寸关元穴，用附子

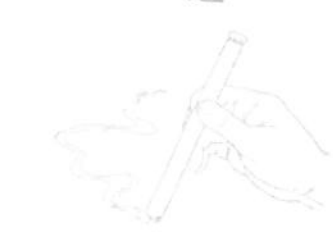

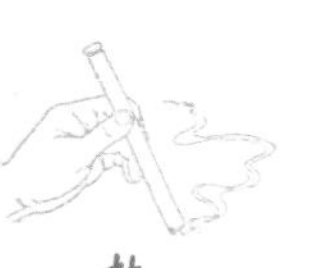

捣烂作饼如钱大，安穴上以龙眼大艾柱加其上，灸十四壮，重者三十壮，呕泻止厥回即愈。”清 · 张璐《张氏医通》：“干霍乱者，心腹胀痛，欲吐不吐，欲泻不泻，烦躁闷乱，……又法盐汤探吐，并用盐填脐中，以艾灸二七壮，屡效。”

三、艾灸防病保健

艾灸作为中医最常用的外治法之一，其应用很好地体现中医未病先防，既病防变的思想，除了用于临床治疗，有大量的文献记录了艾灸防病保健作用。战国·庄周《庄子·盗跖篇》：“丘所谓无病而自灸也。”隋 · 巢元方《诸病源候论》：“生儿三月，喜逆灸以防之。”“河洛间土地多寒，儿喜病痉，其俗生儿三日，喜逆灸以防之。又灸颊以防噤……”唐·王焘《外台秘要》：“御风邪，以汤药针灸蒸熨，随用一法，皆能愈疾。至于火艾,特有奇能,虽有针汤散,皆所不及,灸为其最要。”“凡人年三十以上若不灸三里，令人气上眼暗，阳气逐渐衰弱，所以三里下气也。”唐 · 孙思邈《千金要方》“若要安，三里常不干。”宋·窦材《扁鹊心书》：“人于无病时，常灸关元、气海、命门、中脘，虽未得长生，亦可得百余岁矣；依法熏蒸，则荣卫调和，安魂定魄，寒暑不侵，身体开健，其中有神妙也，……凡用此灸，百病顿除，益气延年。”“凡看病要审元气虚实……灸关元穴以固性命……人至三十，可三年一灸脐下三百壮；五十，可二年一灸脐下三百壮；六十，可一年一灸脐下三百壮，令人长生不老……一年辛苦唯三百，灸取关元功力多，健体轻身无病患，彭接寿算更如何。”“王超者，本太原人，后入湖为盗,曾遇异人,授以黄白住世之法,年至九十。……后被捉临刑,监官问曰‘汝有异术，信乎’曰‘无也，惟火力耳，每夏秋之交,即灼关元千灶,久久不畏寒暑,累日不饥,气至今脐下一块,如火之暖,岂不闻土成砖,木成炭,千年不朽,皆火之力也。’”“窦材道:余五十时，常灸关元五百壮即服保命丹、延寿丹，渐至身体轻健羡进饮食……每年常如此灸，遂得老年康健。”南·宋王执中《针灸资生经》:“若要安，丹田关元三里莫要干。气海者,元气也,人以元气为本,元气不伤,虽疾不害,一伤元气,无疾而死,宜频灸此穴,以壮其阳,若待疾作而灸恐失晚矣。”“予旧多疾，常苦短气，医者教灸气海，气遂充足，自是每岁须一二次灸之。”明·李梴《医学入门》:“凡一年四季各要薰一次,元气坚固，百病不生。”“凡每年四季艾熏灸脐法一次，元气坚固，万病不生。”“记载熏脐术:凡一年四季各熏一次，元气坚固，百病不生，益寿延年。”明·龚廷贤《万病回春》:“剪脐落地，犹恐脐窍不闭有伤婴儿之真气，随用艾火熏蒸，外固脐蒂之坚牢，内保真气而不漏……壮固根蒂，熏蒸本原，却除百病。”明·张景岳《类经图翼》:“神阙行隔盐灸，艾灸至三五百壮，不惟疾愈，亦且延年。”“此穴能泻一身热气，常灸之无痈疽疮疥等患。”“隔盐灸，若灸至三五百壮，不难愈疾，亦且延年。”明·杨继洲《针灸大成》:“未中风时，一两月前，

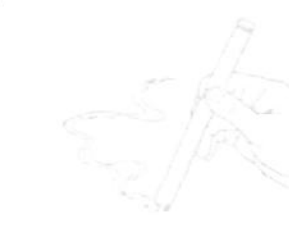

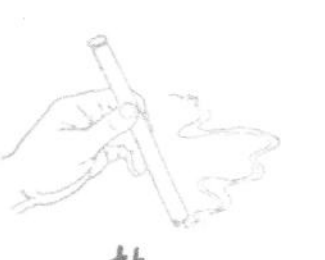

不时足胫发痠重麻，良已久方解，此将中风之候也，但宜急灸三里，绝骨四穴处，各三壮……灸令驱逐风气。”“但春交夏时，夏交秋时，俱宜灸，常令二足即两侧足三里有灸疮。”日本·八隅景山《养身一言草》：“小儿每月灸身柱、天枢，可保无病。有虫气之小儿,可不断灸之,比药物有效灸治却为养生诀。”1980年国家文物局古文献研究室《马王堆汉墓帛书》：“‘灸则强食产肉’的记载,强食即增进食欲,产肉乃促进机体生长。”1912年江间俊《江间式心身锻炼法》：“无病长寿法，每月必有十日灸足三里穴，寿至二百余岁。”

由以上的古文献溯源可知，在古代艾灸被用于各种疫病的预防与治疗。疫病发生时可以通过熏艾来预防疫病的传染，保护易感人群。发病早期间可联合中药等疗法发挥协同治疗作用，病情危重期则常被作为急救的重要手段,起到回阳救逆的作用。此外，古人十分重视艾灸的保健及强身健体的作用，不管是小儿还是成人，均可以应用艾灸强身健体，预防保健。

近几十年亦有疫病的发生，部分学者对灸法防治疫病做了现代临床研究，如非典期间开展的点艾熏烟预防研究，结果显示熏艾烟 0.5 小时，可以有效达到预防非典的效果[1]。另外有学者专门观察了艾灸治疗流行性出血热的疗效[2]，结果显示艾灸可以退热、抗休克、防治肾损害、改善临床症状、缩短疗程，对流行性出血热的各期均有一定的效果。为了进一步了解艾灸治疗流行性出血热的作用机制，有学者专门研究了艾灸对流行性出血热大鼠体液、免疫功能及抗病毒作用的影响[3]。由于各种原因，有关疫病临床及机理研究的文献相对不足，有待相关研究的深入开展。

参考文献

［1］鲁争．艾叶挥发油空气清新剂抑菌作用的研究[J]. 时珍国医国药，2011, 22(9): 2179–2180.

［2］唐照亮，宋小鸽．艾灸对感染流行性出血热病毒大鼠体液因素的影响[J]. 针刺研究，1992.4: 276–280.

［3］宋晓鸽，唐照亮等．艾灸对感染流行性出血热病毒大鼠免疫功能及抗病毒作用的影响[J]. 针刺研究，1992.4: 267–269.

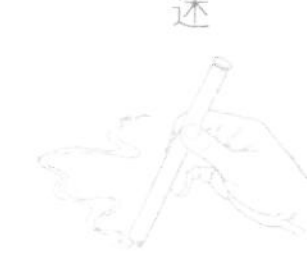

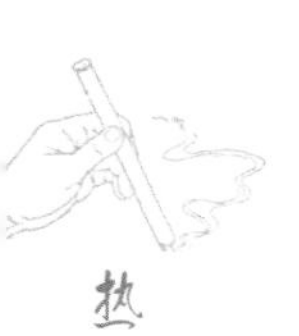

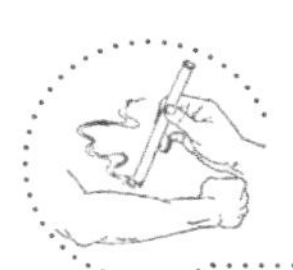

第四章 热敏灸防治新冠肺炎方案

第一节 新冠肺炎的临床表现

2019 年 12 月以来，湖北省武汉市陆续发现了多例新型冠状病毒感染的肺炎（以下简称新冠肺炎）患者，随着疫情的蔓延，我国其他地区也相继发现了此类病例。党中央国务院高度重视此次疫情，习近平总书记亲自指挥，亲自部署疫情防控工作。鉴于该病传染性强，人群普遍易感，国家已将此病作为急性呼吸道传染病纳入《中华人民共和国传染病防治法》规定的乙类传染病，按甲类传染病管理。国家卫生健康委员会及中医药管理局根据一线临床防治经验，先后组织国内医学顶级专家制定了一至七版该病的诊疗方案，本部分内容参考了国家卫生健康委员会、国家中医药管理局印发的《新型冠状病毒肺炎诊疗方案（试行第七版）》通知的内容。

一、西医临床特点及分型

（一）临床表现

基于目前的流行病学调查，该病潜伏期1~14天，多为3~7天。

以发热、干咳、乏力为主要表现。少数患者伴有鼻塞、流涕、咽痛、肌痛和腹泻等症状。重症患者多在发病一周后出现呼吸困难和/或低氧血症，严重者可快速进展为急性呼吸窘迫综合征、脓毒症休克、难以纠正的代谢性酸中毒和出凝血功能障碍及多器官功能衰竭等。值得注意的是重型、危重型患者病程中可为中低热，甚至无明显发热。

部分儿童及新生儿病例症状可不典型，表现为呕吐、腹泻等消化道症状或仅表现为精神弱、呼吸急促。

轻型患者仅表现为低热、轻微乏力等，无肺炎表现。

从目前收治的病例情况看，多数患者预后良好，少数患者病情危重。老年人和有慢性基础疾病者预后较差。患有新型冠状病毒肺炎的孕产妇临床过程与同龄患者相近。儿童病例症状相对较轻。

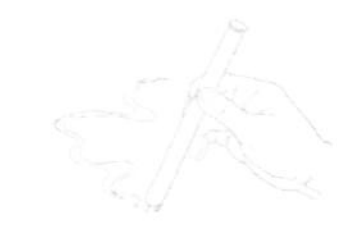

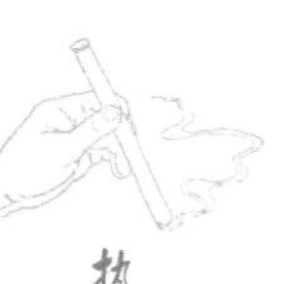

（二）实验室检查

1. 一般检查

发病早期外周血白细胞总数正常或减少，可见淋巴细胞计数减少，部分患者可出现肝酶、乳酸脱氢酶（LDH）、肌酶和肌红蛋白增高；部分危重者可见肌钙蛋白增高。多数患者C反应蛋白（CRP）和血沉升高，降钙素原正常。严重者D-二聚体升高，外周血淋巴细胞进行性减少。重型、危重型患者常有炎症因子升高。

2. 病原学及血清学检查

（1）病原学检查：采用RT-PCR或/和NGS方法在鼻咽拭子、痰和其他下呼吸道分泌物、血液、粪便等标本中可检测出新型冠状病毒核酸。检测下呼吸道标本（痰或气道抽取物）更加准确。标本采集后尽快送检。

（2）血清学检查：新型冠状病毒特异性IgM抗体多在发病3~5天后开始出现阳性，IgG抗体滴度恢复期较急性期有4倍及以上增高。

（三）胸部影像学

早期呈现多发小斑片影及间质改变，以肺外带明显。进而发展为双肺多发磨玻璃影、浸润影，严重者可出现肺实变，胸腔积液少见。

（四）临床分型

1. 轻型

临床症状轻微，影像学未见肺炎表现。

2. 普通型

具有发热、呼吸道等症状，影像学可见肺炎表现。

3. 重型

成人符合下列任何一条：

（1）出现气促，RR ≥ 30 次 / 分。

（2）静息状态下，指氧饱和度≤ 93%。

（3）动脉血氧分压（PaO_2）/ 吸氧浓度（FiO_2）≤ 300mmHg（1mmHg=0.133kPa）。高海拔（海拔超过 1000 米）地区应根据以下公式对 PaO_2/FiO_2 进行校正：PaO_2/FiO_2 ×［大气压（mmHg）/760］。肺部影像学显示 24~48 小时内病灶明显进展 >50% 者按重型管理。

儿童符合下列任何一条：

（1）出现气促（<2 月龄，RR ≥ 60 次 / 分；2~12 月龄，RR ≥ 50 次 / 分；1~5 岁，RR ≥ 40 次 / 分；>5 岁，RR ≥ 30 次 / 分），除外发热和哭闹的影响。

（2）静息状态下，指氧饱和度≤ 92%。

（3）辅助呼吸（呻吟、鼻翼扇动、三凹征），发绀，间歇性呼吸暂停。

（4）出现嗜睡、惊厥。

（5）拒食或喂养困难，有脱水征。

4. 危重型

符合以下情况之一者：

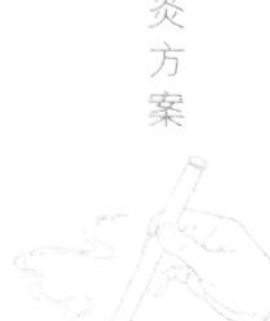

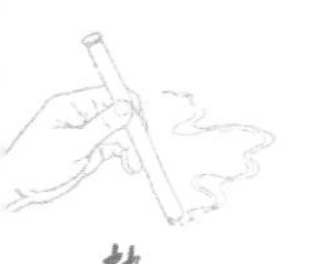

（1）出现呼吸衰竭，且需要机械通气。

（2）出现休克。

（3）合并其他器官功能衰竭需 ICU 监护治疗。

二、中医临床表现及分型

（一）轻型

1. 寒湿郁肺证

临床表现：发热，乏力，周身酸痛，咳嗽，咯痰，胸紧憋气，纳呆，恶心，呕吐，大便黏腻不爽。舌质淡胖齿痕或淡红，苔白厚腐腻或白腻，脉濡或滑。

2. 湿热蕴肺证

临床表现：低热或不发热，微恶寒，乏力，头身困重，肌肉酸痛，干咳痰少，咽痛，口干不欲多饮，或伴有胸闷脘痞，无汗或汗出不畅，或见呕恶纳呆，便溏或大便黏滞不爽。舌淡红，苔白厚腻或薄黄，脉滑数或濡。

（二）普通型

1. 湿毒郁肺证

临床表现：发热，咳嗽痰少，或有黄痰，憋闷气促，腹胀，便秘不畅。舌质暗红，舌体胖，苔黄腻或黄燥，脉滑数或弦滑。

2. 寒湿阻肺证

临床表现：低热，身热不扬，或未热，干咳，少痰，倦怠乏力，胸闷，脘痞，或呕恶，便溏。舌质淡或淡红，苔白或白腻，脉濡。

（三）重型

1. 疫毒闭肺证

临床表现：发热面红，咳嗽，痰黄黏少，或痰中带血，喘憋气促，疲乏倦怠，口干苦黏，恶心不食，大便不畅，小便短赤。舌红，苔黄腻，脉滑数。

2. 气营两燔证

临床表现：大热烦渴，喘憋气促，谵语神昏，视物错瞀，或发斑疹，或吐血、衄血，或四肢抽搐。舌绛少苔或无苔，脉沉细数，或浮大而数。

（四）危重型

内闭外脱证

临床表现：呼吸困难、动辄气喘或需要机械通气，伴神昏，烦躁，汗出肢冷，舌质紫暗，苔厚腻或燥，脉浮大无根。

（五）恢复期

1. 肺脾气虚证

临床表现：气短，倦怠乏力，纳差呕恶，痞满，大便无力，便溏不爽。舌淡胖，苔白腻。

2. 气阴两虚证

临床表现：乏力，气短，口干，口渴，心悸，汗多，纳差，低热或不热，干咳少痰。舌干少津，脉细或虚无力。

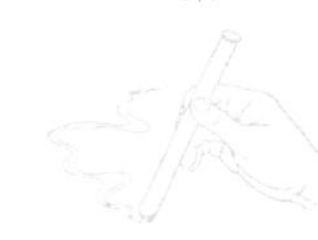

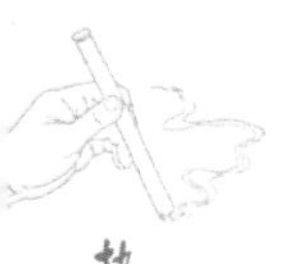

三、诊断标准

（一）疑似病例

结合下述流行病学史和临床表现综合分析：

1. 流行病学史

（1）发病前 14 天内有武汉市及周边地区，或其他有病例报告社区的旅行史或居住史。

（2）发病前 14 天内与新型冠状病毒感染者（核酸检测阳性者）有接触史。

（3）发病前 14 天内曾接触过来自武汉市及周边地区，或来自有病例报告社区的发热或有呼吸道症状的患者。

（4）聚集性发病 2 周内在小范围如家庭、办公室、学校班级等场所，出现 2 例及以上发热和（或）呼吸道症状的病例。

2. 临床表现

（1）发热和 / 或呼吸道症状。

（2）具有上述新型冠状病毒肺炎影像学特征。

（3）发病早期白细胞总数正常或降低，淋巴细胞计数正常或减少。有流行病学史中的任何一条，且符合临床表现中任意 2 条。无明确流行病学史的，符合临床表现中的 3 条。

（二）确诊病例

疑似病例同时具备以下病原学或血清学证据之一者：

1. 实时荧光 RT-PCR 检测新型冠状病毒核酸阳性。

2. 病毒基因测序，与已知的新型冠状病毒高度同源。

3. 血清新型冠状病毒特异性 IgM 抗体和 IgG 抗体阳性；血清新型冠状病毒特异性 IgG 抗体由阴性转为阳性或恢复期较急性期 4 倍及以上升高。

第二节　热敏灸预防新冠肺炎的方案

2020 年 2 月 3 日，江西省中医药管理局正式发布《江西省新型冠状病毒感染的肺炎中医药防治方案（试行第二版）》，并在全省医疗机构推广使用，其中纳入了热敏灸预防新冠肺炎的“一艾三用方”，即一根热敏灸艾条三种用法，具体操作如下：

方法一：闻艾香

每次自然地深吸气 5~8 吸，每天可反复闻艾香数次。热敏灸艾条中纯净艾绒的芳香成分及羌活、独活、细辛、川芎中的芳香药性具有很好的芳香醒脑、敏化嗅觉、净化鼻咽内环境、提高鼻咽部免疫力的作用，特别适用于宣化上焦湿邪。

解读：

嗅觉是人体奖赏系统的一个重要外周感受装置，芳香舒怡的嗅觉感受可以明显提高人体免疫力。热敏灸艾条中纯净艾绒的气味及羌活、独活、细辛、川芎的药性具有很好的芳香醒脑、敏化嗅觉、净化鼻咽内环境、提高鼻咽部免疫力的作用，闻艾

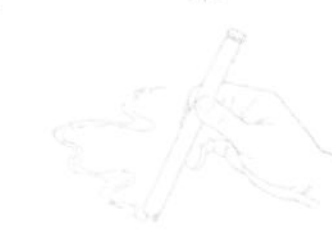

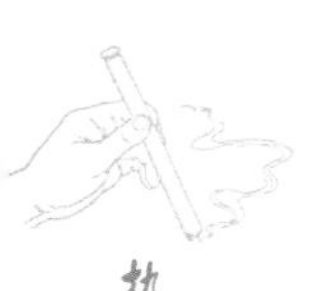

香既可宣化上焦湿邪，又可预防湿邪外袭。

操作：将热敏灸艾条的药艾绒，放入具有密封功能的储物盒内，盖好备用。闻艾香时将备好的储物盒盖子打开，放置于鼻前，每次自然地深吸气 5~8 吸，每天可反复闻艾香数次。

反应：闻艾香后出现清新气爽的感觉尤佳。

要点：每次必须深吸，吸气后停留 2~3 秒，再缓缓呼气。其目的是为了保证吸入的艾香在鼻咽部尽可能保留一段时间，更好地发挥作用。

注意事项：需要注意的是，应避免在人群密集的公共场合等容易交叉感染的环境内闻艾香。药味不浓时，应重新更换。储艾盒专人专用，用过的艾绒，可保留用于泡脚。

方法二：施艾灸

选穴：中脘、神阙、关元。

操作方法：循经往返悬灸。施灸时艾热在施灸穴区附近缓慢移动，找到热感有渗透、远传、扩散、舒适等特殊感觉的位置，进行重点循经往返施灸。

灸量：每日一次，每次每穴施灸约 45 分钟。

在上述基础上，能够接受麦粒灸者，对足三里穴加麦粒灸，效果更佳。

解读：

热敏腧穴对艾热刺激特别敏感，通过特定艾灸手法将艾热作用于热敏腧穴可以高效激发经气感传，调动人体自身抗病功能，防病治病，强身健体。中脘、神阙、关元是温运中焦要穴。通过特定动灸手法艾灸以上三穴，可以起到扶阳益气、温脾化湿的作用。

操作：被灸者仰卧，充分暴露中脘、神阙、关元三穴穴区。中脘在肚脐与剑突连线的中点；神阙即是肚脐；关元在肚脐下一横掌的位置。取两根点燃的艾条，两根艾条间隔0.5厘米左右，在以上三个穴位分布区，以刚引起灼痛的热强度进行循经往返灸。在出现热感有渗透、远传、扩散、舒适等得气现象的位置，进行重点施灸，灸出阵阵深部热、远部热的得气感。每日一次，每次约45分钟。如果自灸，也可选用聚热效果好、能够调节单元热度的热敏灸具进行施灸。

要点：要找到热感渗透、远传、扩散、舒适的热敏穴位。采用动灸手法施灸。

反应：灸出深部热、远部热、身烘热、额汗出等阵阵得气感。

注意事项：施灸过程中，被施灸者应注意防寒保暖，室温保持在25℃左右；注意用火安全，及时处理艾灰，避免火星灼伤皮肤或者衣物等；施灸后4小时内不宜洗澡。

在上述基础上，能够接受麦粒灸者，对足三里穴加用麦粒灸，效果更佳。足三里是强健脾胃，增强抵抗力的重要穴位，自古就有“若要安，三里常不干”的记载。将麦粒大小的艾炷

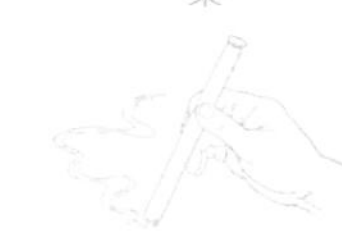

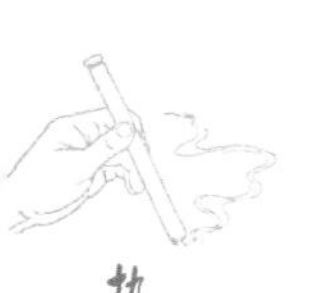

直接置于足三里穴施灸，具有非常好的强壮固本效果。

操作：将艾绒搓成麦粒大小，一粒即为一壮，放置被灸者足三里穴位上。足三里在小腿前外侧，当犊鼻下 3 寸，距胫骨前缘一横指处。用点燃的线香点燃艾柱顶部，当被灸者感觉足三里穴灼痛难忍时用手按灭，即完成一壮，每次每侧 12~15 壮，隔日一次。

反应：施灸过程中有热感远传、渗透、扩散或灸后身体温热、舒适、轻松者效果尤佳。

要点：第一次施灸时，艾炷可由小至大施灸，逐渐加大灸量。每壮施灸时在能够忍受程度下，最好灼痛时间能够持续 3 秒钟，保证刺激强度。第二次施灸时，仍在原位置施灸。

注意事项：麦粒灸属于直接灸法，施灸过程中会出现不同程度的灼痛感，施灸后多数人会留有灸印，大家可酌情选择。糖尿病患者不宜应用。

方法三：艾泡脚

用热敏灸艾条半支放入热水中泡脚 30 分钟，至额汗出为度，具有暖养下焦，排出体内寒湿之气的作用。通过艾熏、艾灸、足浴，一艾三用，每日一次，从而整体上达到温阳益气、芳香化湿、宣通三焦的功效。

解读：

人体经络具有联系脏腑，沟通内外；运行气血，营养全身；

抵御病邪，保卫机体的作用。足部分布有足三阴三阳、阴阳跷、阴阳维等多条经脉，用适宜温度的艾叶水泡脚可温通下肢经脉，增强经脉气化功能，助力下焦化湿排浊，与闻艾香、施艾灸并施，促进三焦同治作用的发挥。

操作：取热敏灸艾条半支，撕开外包装纸，将艾绒均匀揉散，放入纱布袋中，封口后放入盆中，倒入约1000毫升热水，泡脚30分钟，泡脚过程中可以分次少量的加入热水，并用脚反复多次踩压装有艾绒的纱布袋，帮助药汁渗入水中。

反应：以额头或者腰背部微微汗出为佳。

要点：建议水量能浸泡到脚踝上3寸处，尽可能保持全程水温恒定，有助于微微汗出。

第三节　热敏灸治疗新冠肺炎的方案

2020年2月21日，江西省中医药管理局正式发布《江西省新型冠状病毒肺炎中医药防治方案（试行第三版）》，其中公布了热敏灸治疗新冠肺炎方案，并明确指出其适用于轻型、普通型、临床观察期及恢复期的肺脾气虚证，治疗作用为益气温脾，芳香化湿。其操作方法为：

1. 灸位

神阙、天枢（双）、大横（双）。

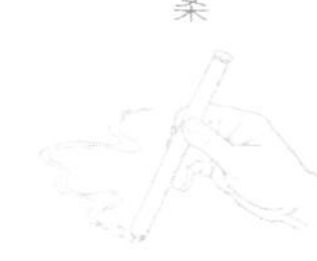

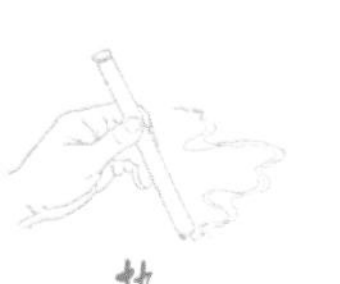

神阙：前正中线上，脐中（如图）。

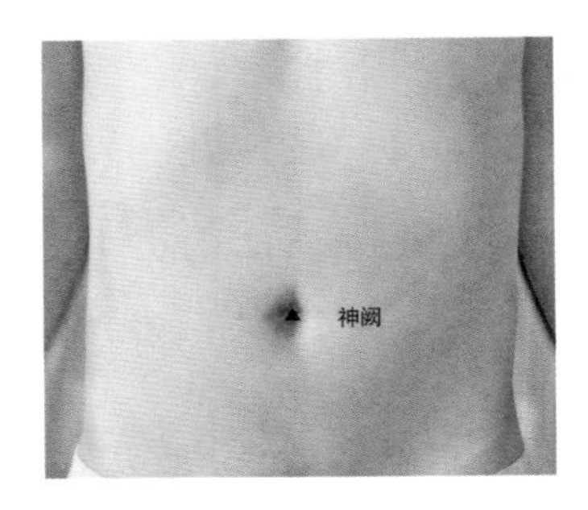

天枢：在人体腹部，脐中两侧 2 寸处（如图）。

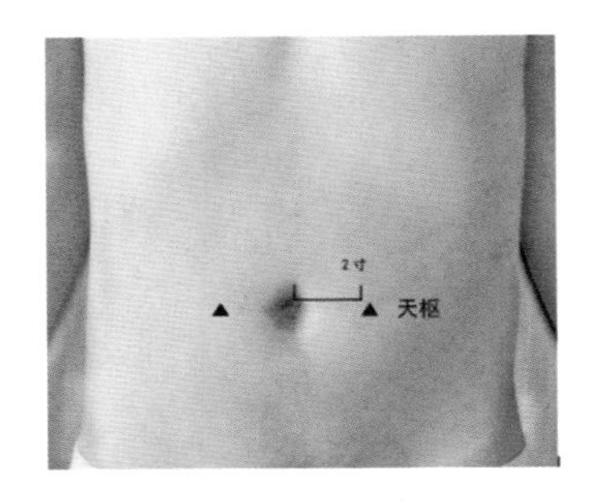

大横：在腹中部，脐中两侧 4 寸处（如图）。

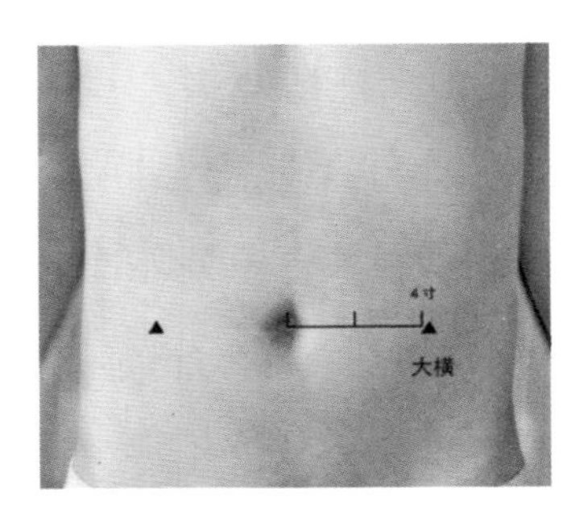

2. 体位

取舒适仰卧位，全身放松。

3. 灸具

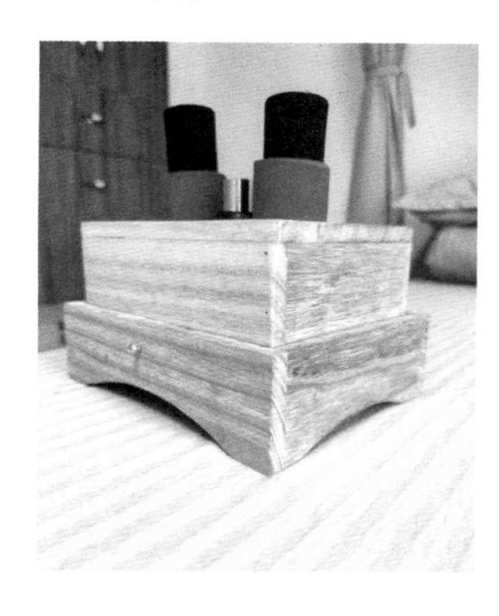

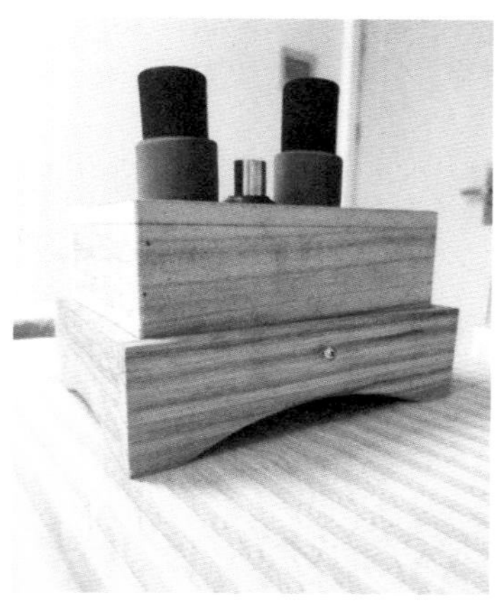

4. 操作

被灸者仰卧，分别点燃两段直径 2.5 厘米、长 4 厘米的艾柱，插入内有艾热反射腔、能够调节单元热度的专用灸具中，灸具长 22 厘米，宽 16 厘米，灸具的出烟口与便携式消烟器相连，将灸具以肚脐为中心横向放置。施灸过程中可通过调整每个施灸单元手柄来调节艾热强度，使施灸的腹部穴区感到热而均匀、舒适、不灼痛为宜；通过灸具在肚脐上下左右移动，找到出现热感有渗透、远传、扩散、舒适等艾灸得气热感的位置，静置施灸。整个施灸过程中务必保证热而均匀、舒适、不灼痛，灸至深部热、远部热、身烘热、额汗出等热敏感应消退为度。

5. 灸量

每日一次，40~60 分钟，每次施灸一般不超过 60 分钟。

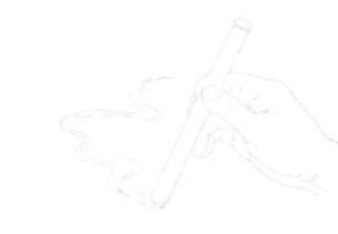

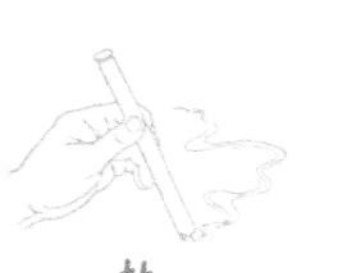

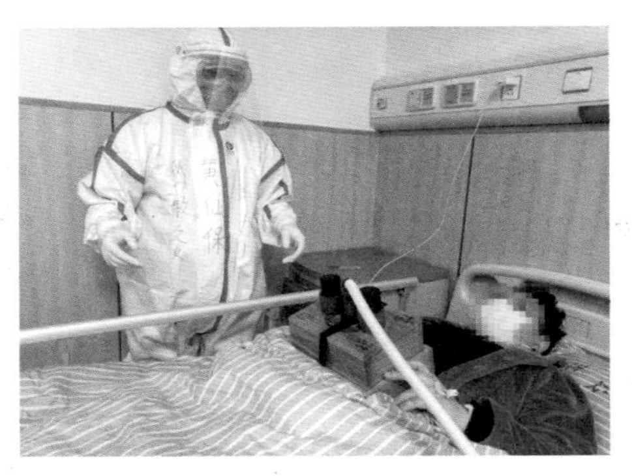

新冠肺炎患者正在做热敏灸

解读：

通过对新冠肺炎临床症状的观察，可知本病病因以湿邪为主，早中期病位在上、中二焦，主要涉及肺脾两脏。同时湿邪可郁而化热，造成湿热蒸腾弥漫三阳，湿遏热伏；后期则湿入三阴，湿邪伤阳。热敏灸可以温阳益气，化湿透热，散寒通络，对新冠肺炎均可发挥重要治疗作用。治疗方案中神阙是温阳益气的重要腧穴，灸之则可以温阳益气，散寒化湿。天枢既是足阳明胃经的穴位，又是大肠募穴，灸之可以强健脾胃，通调肠腑,同时可扶土生金增强肺的宣发肃降功能。肺与大肠相表里，艾灸天枢通调腑气亦可以助肺气的通降功能。大横乃足太阴脾经穴位，具有强健脾胃、增强脾胃的升降功能，助力中焦气血生化及疏布。诸穴共享，共奏益气温阳、温脾益肺、芳香化湿、通调腑气的作用。

热敏灸治疗新冠肺炎，非常重视艾灸得气。患者在灸中，出现一身烘热、一身汗出、温暖、舒适等特殊感应，灸后身体轻松，心情舒畅，焦虑、紧张的情绪明显减轻，战胜疾病的自信心明显地增强。

第四节　热敏灸治疗出院后新冠肺炎的康复方案

根据国家卫生健康委员会的最新版诊疗方案，新冠肺炎患者满足以下条件：①体温恢复正常 3 天以上。②呼吸道症状明显好转。③肺部影像学显示急性渗出性病变明显改善。④连续两次痰、鼻咽拭子等呼吸道标本核酸检测阴性（采样时间至少间隔 24 小时），即可出院。根据目前对出院患者的追踪观察，多数患者出院后还存在或多或少的不适症状，所以此类患者出院后仍需热敏灸继续进行干预，以除余邪，补正气，促进机体康复。

一、肺脾气虚证

临床表现：气短，倦怠乏力，纳差呕恶，痞满，大便无力，便溏不爽。舌淡胖，苔白腻。

热敏灸康复方案：

目的：益气温脾，芳香化湿。

1. 灸位

神阙、天枢（双）、大横（双）。

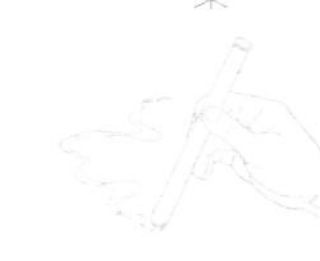

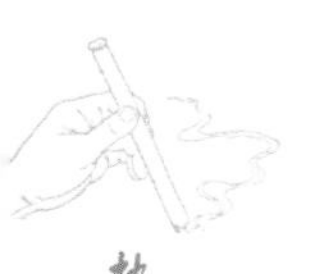

神阙：前正中线上，脐中（如图）。

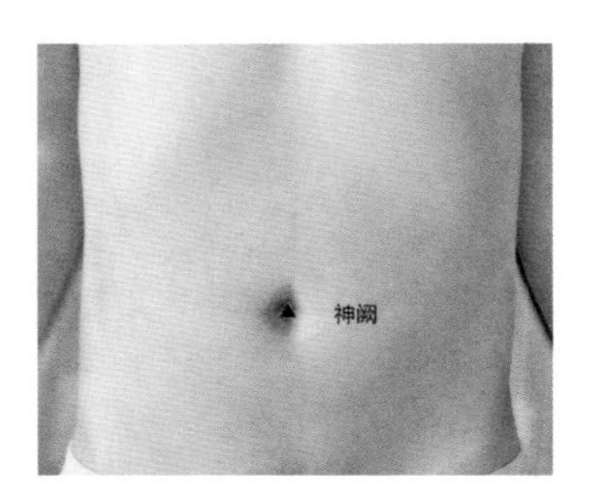

天枢：在人体腹部，肚脐两侧 2 寸处（如图）。

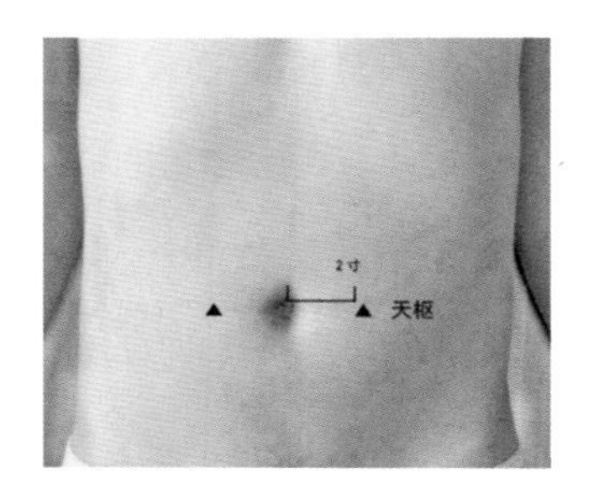

大横：在腹中部，肚脐两侧 4 寸处（如图）。

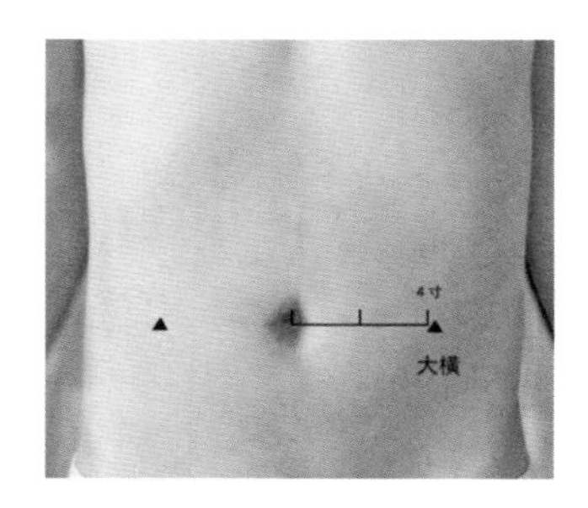

2. 体位

取舒适仰卧位，全身放松。

3. 操作

被灸者仰卧，分别点燃两段直径 2.5 厘米、长 4 厘米的艾柱，插入内有艾热反射腔，能够调节单元热度的专用灸具中，灸具长 22 厘米，宽 16 厘米，灸具的出烟口与便携式消烟器相连，将灸具以肚脐为中心横向放置。施灸过程中可通过调整每个施灸单元手柄来调节艾热强度，使施灸的腹部穴区感到热而均匀、舒适、不灼痛为宜；通过灸具在肚脐上下左右移动，找到出现热感有渗透、远传、扩散、舒适等艾灸得气热感的位置，静置施灸。整个施灸过程中务必保证热而均匀、舒适、不灼痛，灸至深部热、远部热、身烘热、额汗出等热敏感应消退为度。

4. 灸量

每日一次，40~60 分钟，每次施灸不超过 60 分钟。

解读：

本型患者后症状属于肺脾气虚，所选施灸穴位，神阙属任脉经穴，是培补元阳之气的要穴；天枢属足阳明胃经经穴，又是大肠募穴，可以调整胃肠功能，改善大便溏泄等症状；大横是足太阴脾经经穴，可以调理腑气，强健脾胃的气血生化功能。诸穴合用可以健脾胃，调腑气，通过培土生金之功用补益肺气之不足，最终达到补益肺脾之功。

二、阳虚痰凝血瘀证

临床表现：胸闷气憋，动则气促，阵发性干咳、呛咳为主，或咳少量白痰，面白怯寒。舌质淡暗，苔薄白或腻，脉沉弦或涩。

热敏灸康复方案：

目的：益气温阳，化痰除湿，活血通络。

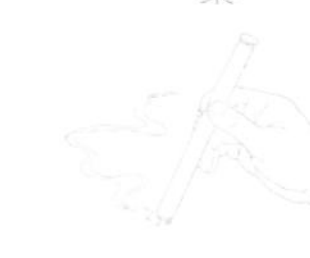

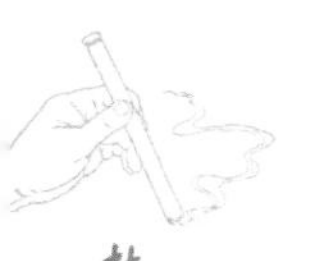

1. 灸位

第一组穴位：神阙、中脘、关元。

第二组穴位：肺俞、膏肓俞、膈俞。

神阙：前正中线上，脐中（如图）。

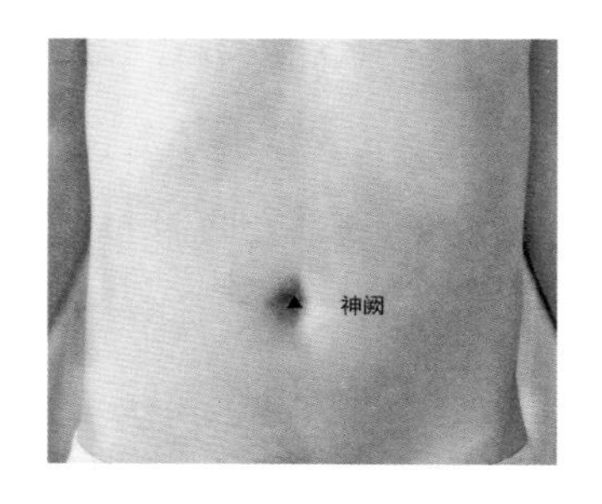

中脘：在人体腹部，肚脐上 4 寸处（如图）。

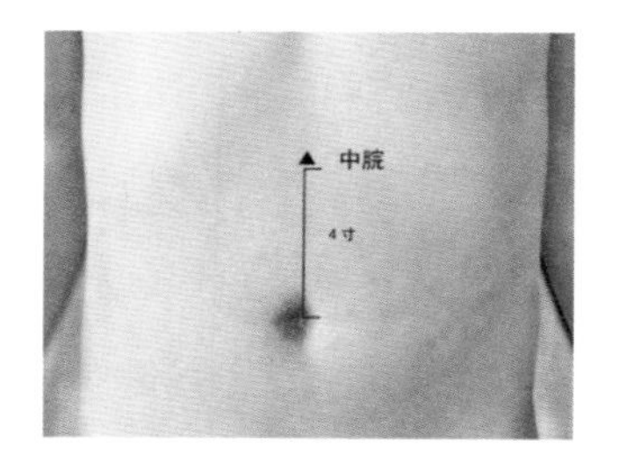

关元：在下腹部，脐下 3 寸（如图）。

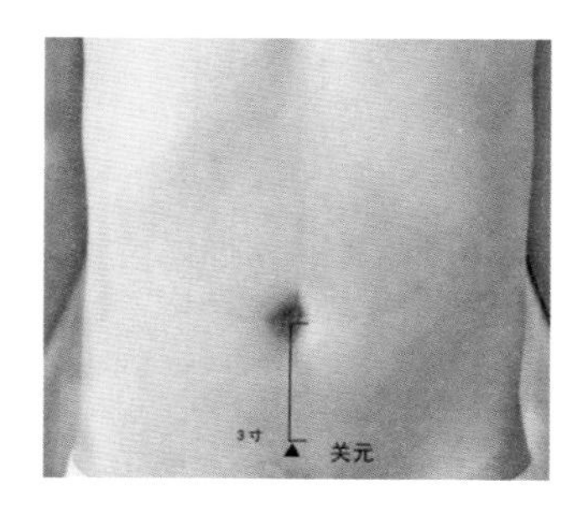

肺俞：位于第三胸椎棘突旁开 1.5 寸。

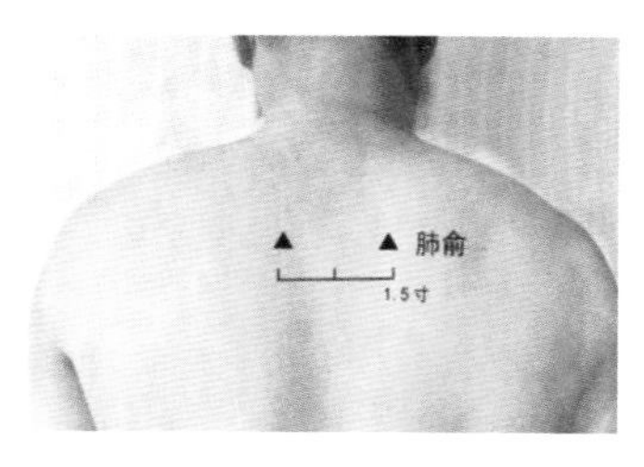

膏肓俞：第四胸椎棘突旁开 3 寸。

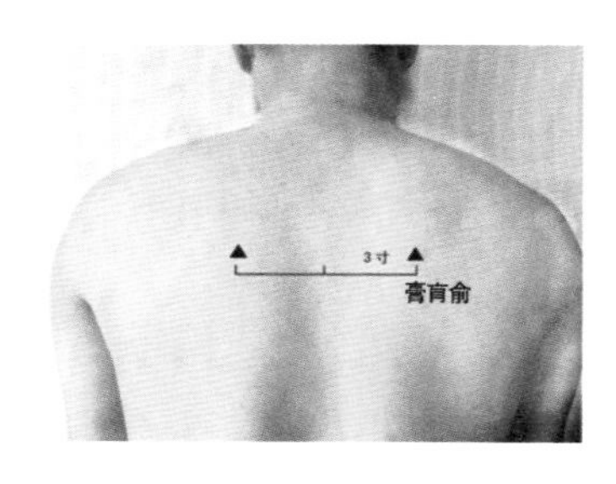

膈俞：第七胸椎棘突旁开 1.5 寸。

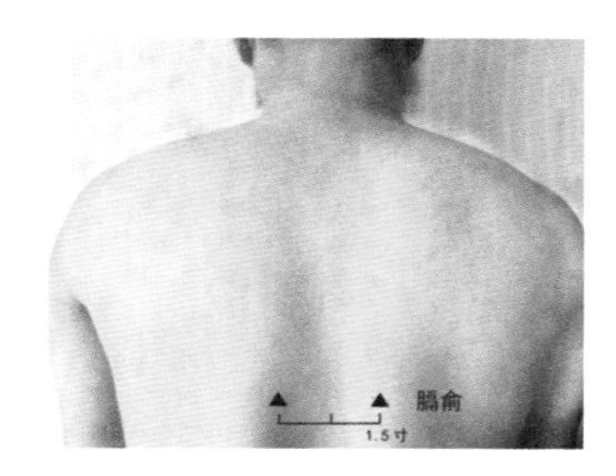

2. 体位

全身放松，第一组穴位取仰卧位；第二组穴位取俯卧位。

3. 操作

被灸者分别采取仰、俯卧位，分别点燃两段直径 2.5 厘米、长 4 厘米的艾柱，插入内有艾热反射腔，能够调节单元热度的

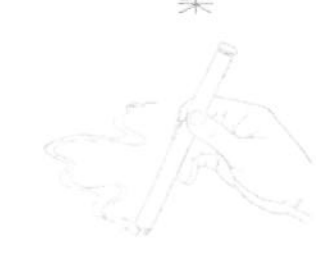

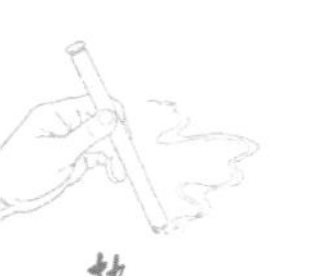

专用灸具中，灸具长 22 厘米，宽 16 厘米，灸具的出烟口与便携式消烟器相连，第一组穴位将灸具以肚脐为中心纵向放置；第二组穴位将灸具以一侧肺俞为中心纵向放置。施灸过程中可通过调整每个施灸单元手柄来调节艾热强度，使施灸的穴区感到热而均匀、舒适、不灼痛为宜；通过灸具在肚脐及心俞上下左右移动，找到出现热感有渗透、远传、扩散、舒适等艾灸得气热感的位置,静置施灸。整个施灸过程中务必保证热而均匀、舒适、不灼痛，灸至深部热、远部热、身烘热、额汗出等热敏感应消退为度。背部穴位两侧可交替施灸。

4. 灸量

两组穴位交替使用，每日艾灸一次，40~60 分钟，每次施灸不超过 60 分钟。

解读：

此型患者多是重症危重症康复的患者，前期病情危重，正邪交争，寒湿疫毒侵袭人体伤及人体阳气，湿阻肺络成痰成饮，有形之痰饮淤阻脉络而致瘀血，最终形成阳虚痰凝瘀血，使肺功能严重受损。本方案选穴第一组中脘、神阙、关元可以培补元阳，温化寒痰，强健脾胃，助脾胃的运化功能，使气血生化有源；第二组肺俞、膏肓俞、膈俞皆为背俞穴，可以补肺虚，活血化瘀。两组穴位共凑补肺益肾、温阳化痰、活血化瘀的作用。

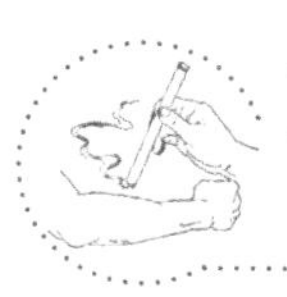

第五章 热敏灸防治新冠肺炎的四大作用

中医界的普遍共识是新冠肺炎属于“湿毒疫病”。湿邪致病特性为黏滞、重浊、缠绵难除，且湿属阴邪，阻遏气机，易伤阳气，湿聚成痰、湿遏热伏、后期久病入络，可致络脉瘀阻，故本病多数患者起病缓慢,潜伏期长,病程缠绵,早期症状轻微,而少数患者到中后期病机复杂，可加速发展为湿毒闭肺、痰瘀壅肺、内闭外脱等危重证候，甚至导致死亡。康复期常见阳气不足，痰瘀阻络。

基于上述新冠肺炎的病因病机分析可知，湿邪贯穿本病整个病理过程,故除湿是治疗该病的关键。那么,湿如何祛除呢?

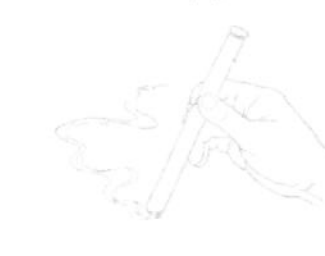

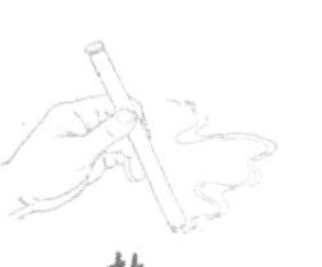

张仲景所著《金匮要略 · 痰饮咳嗽病脉证并治》篇明确提出治痰饮之大法："病痰饮者，当以温药和之。"即治疗痰饮，必用温法，该理论迄今一直有效地指导临床实践。

大量临床研究表明，治疗痰湿证是热敏灸的突出优势之一。我们从寒痰咳喘、慢性腹泻、过敏性鼻炎、胸腹水等以痰湿水饮为患的热敏灸优势病症中，总结了"病痰湿者，当以灸法和之"的热敏灸除湿化痰临床规律。热敏灸具有温化寒湿、温阳益气、温养心神、温经通络等作用，与新冠肺炎的病机符合，故对本病能发挥较好的作用，主要表现在以下四个方面：

一、温化寒湿

温化寒湿是热敏灸治疗新冠肺炎发挥作用的关键。湿邪贯穿于本病的始终，其依据来源于：

（1）武汉一线中医专家采集的新冠肺炎确诊患者的中医证候表现证实了这一点。仝小林院士[1]深入武汉一线实际调查发现，感染患者发病临床多表现出明显的寒湿之象，且武汉的发病背景以寒湿为主，故将此次疫病定性为"寒湿疫"。病位在肺、脾，可波及心、肝、肾。病机以寒湿伤阳为主线，兼有化热、变燥、伤阴、致瘀、闭脱等变证。仝院士将本病分为四期：一为初期，寒湿郁阻，进而伤阳，舌脉可参，见恶寒发热、干咳、乏力、脘痞、呕恶、便溏诸症，舌质紫暗，苔白厚腻，脉濡或滑。兼见初期即有化热者，症见发热、干咳、咽痛、肌肉酸痛，舌红苔黄，脉滑数，当分而治之；二为中期，见身热不退或往来寒热，咳嗽痰少，腹胀便秘，胸闷喘憋，舌红，苔黄燥、腻，脉数，此疫毒闭肺、内热丛生之象；三为重症期，见呼吸困难、动辄气喘，甚见神昏，烦躁，汗出肢冷，舌质紫暗，苔厚燥、腻，或可因气阴大伤而见舌暗质红，少苔、无苔，或可因阳虚阴盛而见危重伤阳之舌，脉浮大无根，此病邪深重，阴阳不相接续，内闭外脱之兆；四为恢复期，见气短、乏力、纳差、痞满，大便无力、便溏不爽，舌淡胖、苔白腻，此疫病初愈、肺脾皆有亏损之象。

（2）最新的两份新冠肺炎患者尸检病理报告也证实了湿为本病的主因。一是 2020 年 2 月 18 日钟南山院士通报的遗体解剖结果显示[2]："新冠肺炎肺的表现与 SARS 不同，肺没有严重纤维化，肺泡还存在，但是炎症很厉害，还有大量的黏液，非常黏，会引起气道不顺畅。"二是王福生院士团队在《柳叶刀呼吸医学》发表的全球首份新冠肺炎患者病理报告显示[3]："肺组织双侧弥漫性肺泡损伤，伴随细胞纤维黏液样渗出，有肺水肿和肺透明膜形成。"以上报告所见肺中的黏液、渗出、水肿、透明膜当属中医"湿"的范畴，湿聚成痰，痰湿壅肺，则阻塞气道，从而导致呼吸衰绝，是本病致死的根本原因。

热敏灸的灸材是艾，其本身就是芳香之物，能避秽化湿。

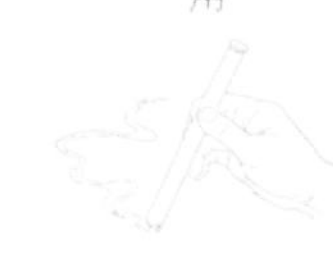

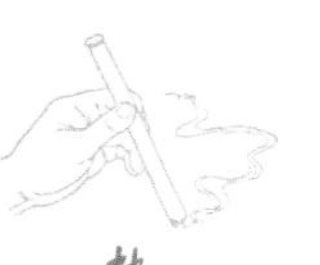

通过嗅热敏灸艾条产生的艾香，其产生的芳香药性具有很好的芳香醒脑、敏化嗅觉、净化鼻咽内环境、提高鼻咽部免疫力的作用，特别适用于宣化上焦湿邪。

因寒湿为阴邪，而艾火温热属阳，刺激热敏穴位能产生“小刺激大反应”，取其“以阳制阴”之功，故热敏灸能起到很好的芳香化湿、温经散寒、温化寒湿的作用，祛寒湿可收事半功倍之效。对轻型、普通型新冠肺炎中因寒湿袭表引起的恶寒发热、肌肉酸痛、头身痛；寒湿郁肺引起的咳嗽、寒痰咳喘、胸闷气短，舌质淡或淡红，苔白或白腻，脉濡；寒湿直中脾胃而运化失司导致的恶心呕吐、脘痞、纳差、腹泻、便溏、倦怠乏力，舌质淡胖齿痕或淡红，苔白厚腐腻或白腻，脉濡或滑等病证具有较好的效果。

二、温阳益气

温阳益气是热敏灸治疗新冠肺炎发挥作用的基石。阳气是机体生命活动的源动力，有一份阳气便有一份生机。相反，阳气脱，则生命亡，所以温护阳气也是新冠肺炎治疗的根本。《本草从新》曰：“艾叶苦辛，生温熟热，纯阳之性，能回垂绝之阳，通十二经，走三阴，理气血，逐寒湿，暖子宫，……以之灸火，能透诸经而除百病。”艾叶性属纯阳，艾火温热属阳，两阳相加，可补火助阳，温阳益气，温运气血，从而达到温补阳气、扶正祛邪、未病先防之功效。在新冠肺炎病程中，寒湿伤阳耗气或邪去正虚引起的气短、乏力、纳差、痞满、便溏等肺脾气虚诸症，热敏灸具有温阳益气的作用。重症新冠肺炎患者出现的喘憋气促、疲乏倦怠、恶心不食、畏寒怕冷，汗出肢冷等阳气虚衰、阳气虚脱等阳虚诸症，热敏灸也能起到较好的温阳益气、回阳救逆作用。

临床中，轻型新冠肺炎中常见湿热蕴肺，症见低热或不发热，微恶寒、乏力，头身困重，肌肉酸痛，干咳少痰，咽痛，或伴有胸闷脘痞，或见纳呆，便溏或大便黏腻不爽，舌质红，苔白厚腻或薄黄，脉滑数或濡；普通型新冠肺炎中常见湿毒郁肺，湿遏热伏，导致三焦气机不畅，肺失宣降，津液输布异常，表现为发热或不发热，干咳少痰，或有黄痰，憋闷气促，腹胀，便秘不畅，舌质暗红，苔黄腻或黄燥，脉滑数或弦滑。以上两型新冠肺炎患者虽然均表现为热象，但属湿阻之象，热敏灸能温阳益气、宣化湿浊、通达三焦，达到温阳化湿而透热的目的，湿除则热散，故对改善咳嗽少痰，或有黄痰，咽痛，憋闷气促，腹胀，便秘不畅等湿热证也能起到较好效果。

三、温养心神

温养心神是热敏灸治疗新冠肺炎发挥作用的重要环节，这是由于多数新冠肺炎患者常常表现为紧张、焦虑、恐惧、心慌、失眠、精神萎靡、情绪低落，或烦躁不安等情志异常，是心神

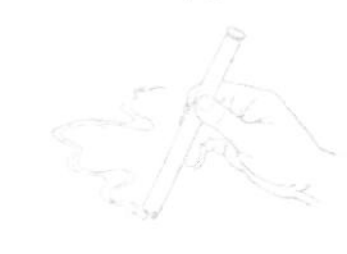

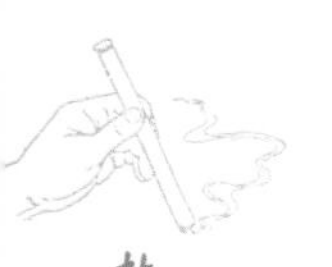

失养的表现，而心神异常又会加重脏腑功能紊乱，导致疾病加重或病程延长。相反，积极、向上、乐观的情志，心神调和，能增强脏腑功能，提高机体抗病机能，故调神是治疗新冠肺炎的重要环节。

温养心神是热敏灸的独特优势，是基于艾灸得气所产生的与疗效相关的温热舒适心神感应。《黄帝内经》云："得神者昌，失神者亡。"说明"神"关系到人的壮老与昌亡。《灵枢 · 官能》曰："用针之要，无忘其神。"强调在针刺的过程中要首先调神，才能提高疗效，灸法也是如此。那么，针刺如何调神呢？《灵枢 · 九针十二原》中论述了得气是针刺调神的基础，即"刺之要，气至而有效。效之信，若风之吹云，明乎若见苍天"。这段经文首先指出了"得气"是与疗效有关的概念，即"气至而有效"；然后用了天气变化的例子论述了"得气"后调神的表现与特征，即"效之信，若风之吹云，明乎若见苍天"。试想从天空乌云密布，马上就要下大雨的情景感受，到一阵风吹过，突然云开日见，一片蔚蓝天空出现在眼前，心神是何等的豁然开朗、心旷神怡及愉悦舒适。《内经》这个举例不仅说明了针刺得气之后的速效、特效，而且描述了得气时舒适愉悦的心 – 身感受。《灵枢 · 五邪》再次列举病例说明腧穴得气具有舒适愉悦的心 – 身感受："咳动肩背，取之膺中外腧，背三节五节之傍，以手疾按之，快然，乃刺之。"因此，《内经》"得气"概念的原始定义与内涵是指针刺产生的一种与疗效有关的、愉悦与舒适的心－身感应与体验，而不仅是指一种针刺产生的局部的酸麻胀痛等躯体感应。故《内经》中“得气”概念的内涵包括三要素：一是针刺激发的躯体感应，二是伴发的舒适的心神感应，三是以前二者为基础的疗效反应。以上这三要素称为《内经》“得气”概念的三个特征，即舒适的躯体感应与心神感应及病痛缓解的疗效反应。灸疗临床中同样可以出现以上的“得气”现象，我们基于临床实践，追溯经典文献提出，艾灸得气是灸疗过程中激发的舒适的躯体感应与心神感应及病痛缓解的疗效反应。临床中被施灸者常因透热、扩热、传热、一身烘热等舒适的热敏灸感体验，一身轻松，心情舒畅，施灸时容易入睡，且越灸越舒适、越灸越想灸，即是心神安宁的表现；施灸后精力充沛，气色荣润，思维敏捷，即是神旺的外在表现。故艾灸得气时产生的一身烘热、一身轻松、心情舒畅，是艾灸调神的具体表现，也是热敏灸发挥调神作用的独特优势。

因此，热敏灸可以治疗新冠肺炎引起的心神不安及其相关病症，对减轻负性情绪、提升机体抗病机能，从而增强患者战胜疾病的信心大有裨益。临床中我们观察到大多数新冠肺炎患者施灸后一身轻松、心情舒畅，紧张、焦虑、恐惧等负性情绪显著减轻，睡眠明显好转，战胜疾病的信心增强，这正是热敏灸温养心神发挥疗效的具体表现。

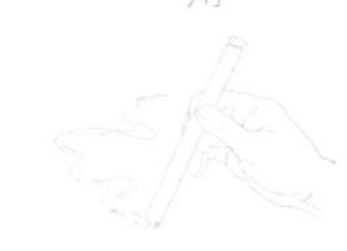

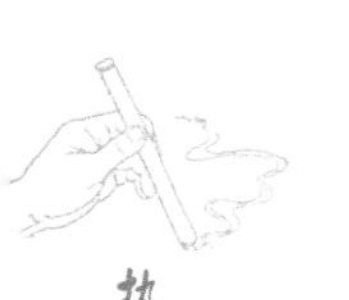

四、温经通络

温经通络是热敏灸治疗新冠肺炎发挥作用的另一重要环节。由于新冠肺炎疫毒闭肺日久，肺脾功能失调，加之湿阻经络，极易导致气机不畅，则气滞血瘀。病程久者则形成久病入络，从而损害肺组织，影响肺功能。热敏灸能温经散寒、温运气血，温通血络，气行则血行，血行则瘀散，故热敏灸能温经散寒、化瘀通络，取其“温通”效应。

中后期新冠肺炎患者常因湿致瘀、痰瘀阻肺，临床表现为咳嗽气喘，胸闷刺痛，吐痰多或痰中带血，舌淡紫或暗紫，苔腻，脉弦滑或弦涩，容易引起肺部炎症难以吸收或吸收缓慢，甚至导致肺纤维化；恢复期新冠肺炎患者常因邪留正虚，气血推动无力亦可致瘀。以上两种情况，热敏灸能起到温经通络、温运气血、温通血络的作用，用之得当能起到意想不到的效果，且早期使用能有效预防肺纤维化。

基于以上热敏灸治疗新冠肺炎的四大作用，如果能坚持常灸，除了能发挥治疗新冠肺炎的作用，还具有显著的强身健体作用，这也是中医学“未病先防、病后防复”理念在本次疫病防治中的重要应用。正如《扁鹊心书》中强调，人于无病时，常灸关元、气海、命门等穴，能强身健体，延年益寿；唐·孙思邈所著《千金要方》亦云：“凡入蜀地游宦，体上常须三两处灸之，勿令疮暂瘥，则瘴疠瘟疫毒气不能着人也。”即明确提出灸法能预防传染病。我们以往的临床研究也表明，选择适宜热敏腧穴，坚持 3 个月以上的常灸，人体阳气渐渐充盛，阴邪（寒湿痰瘀）渐渐温化，确能提高机体免疫能力，从而达到强身健体、预防保健的功效，这对新冠肺炎的预防与康复具有独特的优势与作用，值得重视与应用。

参考文献

［1］仝小林，李修洋，赵林华等．从“寒湿疫”角度探讨新型冠状病毒肺炎 (COVID-19) 的中医药防治策略 [J/OL]. 中医杂志 .http://kns.cnki.net/kcms/detail/11.2166.R.20200217.2034.006.html.

［2］广东省政府新闻办疫情防控第二十四场新闻发布会．[EB/OL].(2020-02-18)[2020-02-26].http://gdio.southcn.com/g/2020-02/18/content_190365231.htm.

［3］Zhe Xu, Lei Shi, Yijin Wang, et al.Pathological findings of COVID-19 associated with acute respiratory distress syndrome.Lancet Respir Med 2020; Published Online February 17, 2020. https://doi.org/10.1016/S2213-2600(20)30076-X.

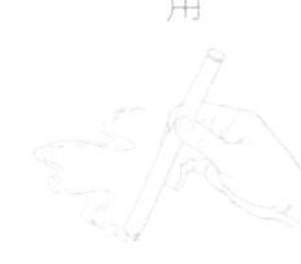

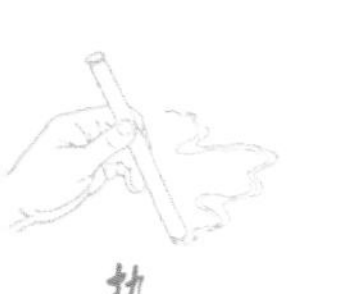

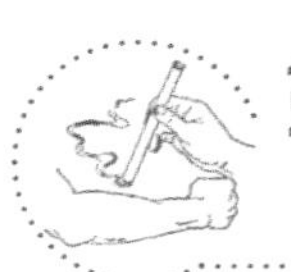

第六章 热敏灸防治新冠肺炎临床思路

2020年初，我国遇到了新型冠状病毒的袭击，全国上下同心抗击疫情。这是一个新的传染病，医学界对它还没有更多的认识,也没有特效药。艾灸能否发挥作用？自疫情发生以来，我们团队一直在思考和探索这个问题。

想要知道灸法在新冠肺炎的治疗中能否以及如何发挥作用,首先必须认识新冠肺炎的中医证候特点。于是在第一时间，抗疫一线隔离病房的湖北热敏灸团队医生，采集新冠肺炎病人的中医临床表现，了解其中医证候特点。通过分析新冠肺炎患者的临床表现，结合2020年1月23日国家卫健委发布的《新型冠状病毒感染的肺炎诊疗方案（试行第三版）》[1]，我们认识到这次新冠肺炎属中医的湿毒疫病，病因以湿邪为主，早期病机是湿遏热伏，后期病机是湿毒伤阳，病位主要涉及肺、脾上中两焦。由此可知，热敏灸的温阳益气、芳香化湿的功效与此次疫情的中医病因病机是符合的，而且自古就有中医艾灸防治疫病的记载[2]。因此，我们肯定热敏灸在新冠肺炎的治疗中可发挥作用。根据30年的热敏灸研究成果，我们制定热敏灸治疗新冠肺炎方案的思路是辨敏施灸[3-7]，而不是常规的辨证施灸，具体包括辨敏选穴、灸敏得气、消敏定量及依敏制具4个环节。

1. 辨敏选穴

穴位是艾灸的施灸部位，穴位的精准定位很重要。热敏灸的前期研究[8-10]表明穴位有状态之别，有静息态与敏化态的区别。当人体在疾病状态时，穴位会从静息态转化为敏化态，敏化态穴位对针灸刺激发生“小刺激大反应”，能够显著提高临床疗效。

新冠肺炎以湿邪为主，病位在上、中二焦。湿在三阳，可郁而化热，湿遏热伏；湿入三阴，湿邪伤阳。艾灸可温阳、可化湿、可透热。神阙穴具有温阳益气、温脾化湿、肺脾同治作用，因此推断神阙区域应该是新冠肺炎的热敏穴区，肺脾同病从神阙施灸，也是我们过去长期积累的临床经验。天枢穴是足阳明胃经穴位，又是大肠募穴，肺与大肠相表里，通腑宣肺，

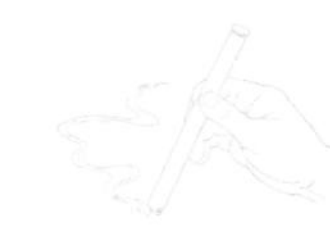

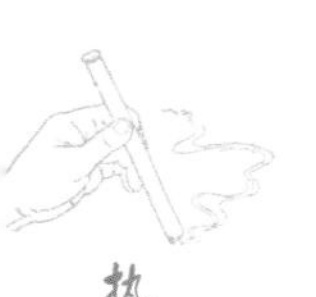

也应该是新冠肺炎的热敏穴区。因此本治疗方案确定选穴为神阙、天枢穴区，在此基础上探敏定位。

2. 灸敏得气

艾灸强调得气,气至而有效。艾灸得气是艾灸疗法的精髓，是机体内源性抗病机能充分调动的标志，能够显著提高灸疗疗效，这是以往热敏灸研究揭示的临床规律[11-13]。艾灸得气的表现是透热、扩热、传热、深部热、远部热、身烘热、舒适、轻松、心情舒畅等[14-15]。古人使用灸法也强调,“必火足气到，始能求愈”。如何才能艾灸得气呢？艾灸热敏穴位是艾灸得气的关键之一，上面第一个环节辨敏选穴已奠定了基础。艾热强度也很重要。按照我们既往研究揭示的临床规律[16-18]，选定艾灸得气的较佳艾热强度参数为42℃左右。

3. 消敏定量

艾灸量既要保证充分发挥疗效，又不致过量施灸是热敏灸治疗疾病的关键要素。笔者团队制定了标准化中个体化、个体化中标准化的消敏灸量标准[3-5]，即以得气消退为度。这是既往的大样本、多中心、中央随机对照试验[19-20]证明的可以显著提高艾灸疗效的灸量标准，平均时间约45分钟。

4. 依敏制具

工欲善其事，必先利其器。要艾灸得气，施灸工具很重要。进入隔离病房施灸，有3个特殊要求：①尽量减少近距离与患者的接触时间。②在病房内温度较低的情况下能快速得气。③

要及时消除艾灸带来的艾烟。于是本团队研制了对艾热强度可方便单元调节的，艾热辐射可形成特定梯度的灸具，减少了艾灸激发得气的潜伏期及医生与患者近距离接触的时间。由于隔离病房不能有艾燃烧产生的烟与味，故采用便携式消烟器，可消除空气中艾灸产生的 99% 的艾烟。

参考文献

［1］国家卫生健康委员会 . 新型冠状病毒感染的肺炎诊疗方案（试行第三版）. [EB/OL].(2020-01-22)[2020-02-28].http://www.gov.cn/zhengce/zhengceku/2020-01/23/content_5471832.htm.

［2］中国针灸学会 . 新型冠状病毒肺炎针灸干预的指导意见（第二版）[J/OL]. 中国针灸 . (2020-03-04)[2020-03-14].https://doi.org/10.13703/j.0255-2930.20200302- k0009.

［3］陈日新，康明非 . 腧穴热敏化艾灸新疗法 [M]. 北京：人民卫生出版社，2006:15.

［4］陈日新，陈明人，康明非 . 热敏灸实用读本 [M]. 北京：人民卫生出版社，2009:5.

［5］陈日新 . 热敏灸——灸疗学的传承与创新 [J]. 中国针灸，2018, 38(8):890.

［6］Chen RX，Chen MR，Xiong J，et al. Effectiveness of heat-sensitive moxibstion in the treatment of lumbar disc herniation: study protocol for a randomized controlled trial[J]. Trials, 2011, 12(226):1-7.

［7］Chen MR，Chen RX，Xiong J，et al. Curative effect of

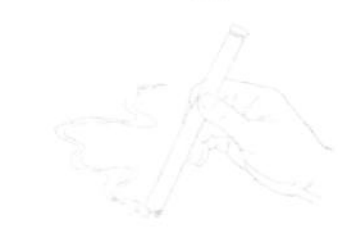

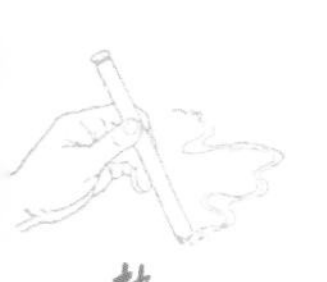

heat-sensitive moxibustion on chronic persistent asthma a multicenter randomized controlled trial[J]. J Tradit Chin Med, 2013, 33(5): 584-591.

[8] 黄仙保，陈日新. 陈日新“辨敏取穴”施灸学术思想及临床应用 [J]. 中华中医药杂志，2017, 32(9): 4038-4041.

[9] 陈日新，康明非，陈明人. 岐伯归来—论腧穴敏化状态说 [J]. 中国针灸，2011, 31(2):134-138.

[10] 陈日新，谢丁一. 再论“腧穴敏化状态说” [J]. 安徽中医药大学学报，2016, 35(3): 50-53.

[11] 陈日新，康明非. 灸之要，气至而有效 [J]. 中国针灸，2008, 28(1): 44-46.

[12] Chen RX, Chen MR，Xiong J, et al，et al. Influence of the deqi sensation by suspended moxibustion stimulation in lumbar desc herniation: study for a multicenter prospective two arms cohort study[J]. Evid Based Complement Alternat Med, 2013, 2013: 718593.

[13] Chen RX, Chen MR，Xiong J, et al. Comparative effectiveness of the deqi sensation and non-deqi by moxibustion stimulation: a multicenter prospective cohort study in the treatment of knee osteoarthritis[J]. Evid Based Complement Alternat Med，2013, 2013: 906947.

[14] 陈日新，陈彦奇，谢丁一. 试论艾灸得气 [J]. 中国针灸，2019, 39(10): 1111-1114.

[15] 陈日新，吕志迈，谢丁一，等. 热敏灸得气灸感量表的研制与初步评价 [J]. 中国针灸，2018, 38(11): 1229-1234.

[16] Xie DY, Jiang YX, Chen RX, et al. Study on the thermesthesia features of heat-sensitive acupoints in patients with knee osteoarthritis[J].

Acupunct Tuina Sci, 2016, 14(2): 110–114.

［17］谢丁一，李原浩，陈日新，等．腰椎间盘突出症患者热敏腧穴温度觉特征研究 [J]. 中华中医药杂志，2017, 32(9): 4211–4214.

［18］谢丁一，谢秀俊，陈日新，等．神经根型颈椎病患者热敏态腧穴温度觉特征研究 [J]. 安徽中医药大学学报，2017, 36(1): 35–39.

［19］Chen RX, Chen MR, Xiong J, et al. Is there difference between the effects of two–dose stimulation for knee osteoarthritis in the treatment of heatsensitive moxibustion[J]. Evid Based Complement Alternat Med, 2012, 2012: 696498.

［20］Chen MR, Chen RX, Xiong J, et al. Evaluation of different moxibustion doses for lumbar disc herniation: multicentre randomised controlled trial of heat–sensitive moxibustion therapy[J]. acupunct med, 2012, 30(4): 266–272.

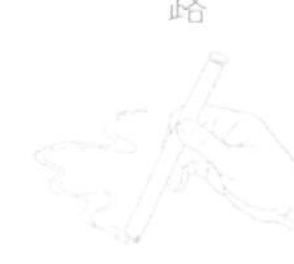

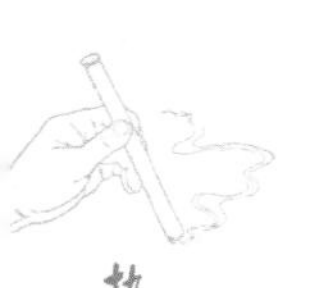

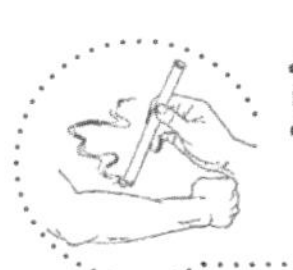

第七章 热敏灸防治新冠肺炎临床疗效观察

2020 年 2 月 11 日，江西省新冠肺炎疫情防控应急指挥部下发通知，江西中医药大学附属医院抚生院区（江西热敏灸医院）为省新冠肺炎医疗救治省级中西医结合定点医院。2 月 13 日热敏灸团队成员正式进入隔离病房开展热敏灸治疗新冠肺炎。2 月 24 日应湖北省蕲春新冠肺炎防控工作指挥部邀请，选派热敏灸团队成员前往蕲春县人民医院支援，助力当地开展热敏灸治疗新冠肺炎。两方面均取得显著成效。

一、临床资料

1. 一般资料

病例来源于2020年2月13日至2020年3月9日江西中医药大学附属医院抚生院区与蕲春县人民医院收治的新冠肺炎（普通型）患者。共纳入新冠肺炎（普通型）患者42例，其中江西中医药大学附属医院抚生院区28例，蕲春县人民医院14例；男28例，女14例；年龄29~76（47±11）岁，60岁以下患者35例；30例有明确疫区史或与新冠肺炎患者接触史；11例患有基础疾病，其中高血压5例，糖尿病2例，合并高血压、糖尿病者2例，合并糖尿病、冠状动脉粥样硬化性心肌病者1例，哮喘1例。本研究通过江西中医药大学附属医院的伦理审批（伦理批准号：JZFYKYLL20200210002）。

2. 诊断标准

诊断标准与临床分型依据国家卫生健康委员会于2020年1月27日公布的新型冠状病毒肺炎诊疗方案（试行第四版）[1]。

3. 纳入标准

①符合新冠肺炎诊断标准，其临床分型属于普通型。②年龄18~80岁。③能配合艾灸治疗、能正确表达灸感。④自愿加入本试验并签署知情同意书。

4. 排除标准

①体温超过38.0℃者。②具有严重全身性疾病（心、肝、

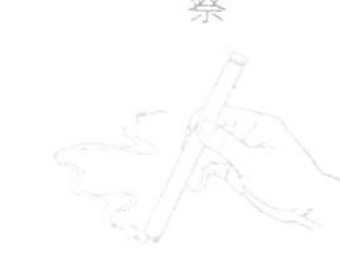

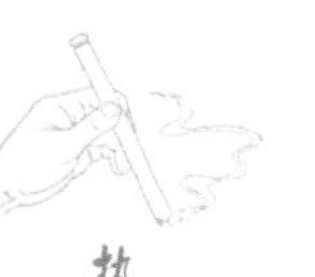

肺、肾、血液病等），精神病患者。③晕灸者或惧怕艾灸者。④施灸部位具有溃疡、皮损等影响灸感者。

二、治疗方法

在常规对症治疗的基础上，参照江西省新型冠状病毒肺炎中医药防治方案（试行第三版）[2]，对患者施以热敏灸治疗。

1. 灸位

神阙、天枢（双）、大横（双）。

2. 体位

取舒适仰卧位，全身放松。

3. 操作

被灸者仰卧，分别点燃两段直径 2.5 厘米、长 4cm 的艾柱，插入内有艾热反射腔、能够调节单元热度的专用灸具中，灸具长 22 厘米，宽 16 厘米，灸具的出烟口与便携式消烟器相连，将灸具以神阙穴为中心横向放置。施灸过程中可通过调整每个施灸单元手柄来调节艾热强度，使施灸的腹部穴区感到热而均匀、舒适、不灼痛为宜；通过灸具在神阙上下左右移动，找到出现热感有渗透、远传、扩散、舒适等艾灸得气热感的位置，静置施灸。整个施灸过程中务必保证热而均匀、舒适、不灼痛，灸至深部热、远部热、身烘热、额汗出等热敏感应消退为度。

4. 灸量

每日一次，每次施灸以患者热敏灸感消退为度，40~60 分钟，不超过 60 分钟。

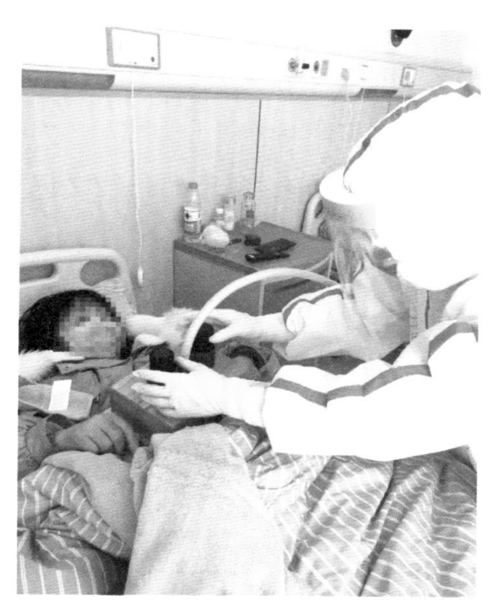

新冠肺炎患者正在做热敏灸

三、疗效观察

1. 观察指标

（1）艾灸得气率：艾灸得气[3-4]的标准：被施灸者产生透热、扩热、传热、非热觉、身烘热、额汗出、肢端热、胃肠蠕动反应等热敏灸感中的一种或一种以上灸感者，则判定为艾灸得气。患者艾灸得气评估时间为首次施灸 20 分钟、40

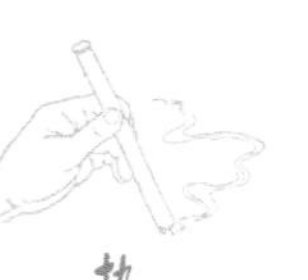

分钟、1 小时，艾灸得气率为艾灸得气病例数占总病例数的百分比。

（2）负性情绪减轻情况：采用正负性情绪量表（PANAS）[5] 评估患者的负性情绪，包含 20 个条目，其中第 2、4、6、7、8、11、13、15、18、20 等 10 项条目为负性情绪评估项，以 1~5 级计分，1 分表示完全没有，5 分表示极其多，全部为正向计分，其总分在 10~50 分。10~20 分患者负性情绪较少，表明身体舒适和心情舒畅；21~50 分则负性情绪较多，表明身体存在较多不舒适和心情不舒畅。身体舒适和心情舒畅的发生率为负性情绪评估 10~20 分的病例数占总病例数的百分比。分别于治疗前及治疗第 1 次、治疗第 2 次、治疗第 3 次结束后进行负性情绪评估（见表 1）。

表 1　正负性情绪量表（PANAS）评分量表

		完全没有	比较少	中等程度	比较多	极其多
1	感兴趣的	1	2	3	4	5
2	心烦的	1	2	3	4	5
3	精神活力高的	1	2	3	4	5
4	心神不宁的	1	2	3	4	5
5	劲头足的	1	2	3	4	5
6	内疚的	1	2	3	4	5
7	恐惧的	1	2	3	4	5

（续表）

		完全没有	比较少	中等程度	比较多	极其多
8	敌意的	1	2	3	4	5
9	热情的	1	2	3	4	5
10	自豪的	1	2	3	4	5
11	易怒的	1	2	3	4	5
12	警觉性高的	1	2	3	4	5
13	害羞的	1	2	3	4	5
14	备受鼓舞的	1	2	3	4	5
15	紧张的	1	2	3	4	5
16	意志坚定的	1	2	3	4	5
17	注意力集中的	1	2	3	4	5
18	坐立不安的	1	2	3	4	5
19	有活力的	1	2	3	4	5
20	害怕的	1	2	3	4	5

（3）胸闷、纳差症状改善情况：参考《中药新药临床研究指导原则（试行）》的中医证候量表，评价艾灸前后患者胸闷、纳差等中医证候变化。胸闷或纳差症状（评分为1~3分）的发生率为胸闷或纳差病例数占总病例数的百分比。分别于治疗前及治疗第1次、治疗第2次、治疗第3次结束后进行胸闷、纳差症状评估（见表2）。

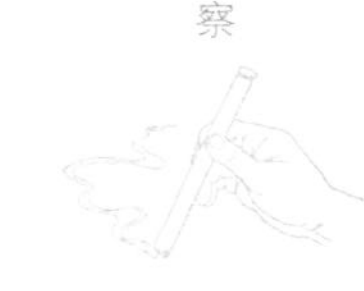

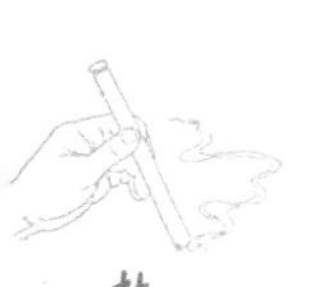

表2　中医证候评分量表

证候项目	0分（正常）	1分（轻度）	2分（中度）	3分（重度）
发热	无	37.3~38.5℃	38.6~39.5℃	39.5℃以上
恶寒	无	微恶风，无须加衣被	恶寒，加衣被不减	寒战
咳嗽	无	偶作，每咳单声	阵作，每咳数声	频咳，每咳多声
咳痰	无	喉中有痰声，痰量少	喉中痰嘶，痰量适中	喉中痰吼，痰量多
胸闷	无	轻微胸闷	胸闷适中，但不影响活动	胸闷明显，不能活动
气短	无	轻微气短	气短，活动后加重	气短明显，影响活动
乏力	无	轻微神疲乏力	神疲乏力，活动减少	神疲乏力，不欲动
咽痛/异物感	无	微痛，吞咽无影响	干痛，吞咽时痛	灼痛，吞咽时剧痛
汗出	无	偶尔潮热汗出	稍动则汗出，反复汗出	动则汗出，汗出如水洗状
头晕	无	轻微头晕	持续头晕，但可忍	头晕剧烈，难以起身活动
头身重	无	轻微头身重	持续头身重，活动减少	持续头身重，难以活动
腹泻	无	<4次/日，大便不成形	4~6次/日，大便不成形	>6次以上，呈稀水样
纳差	无	食量减少不超过1/4	食量减少不超过1/4~1/2	食量减少1/2以上或拒食
寐差	无	入睡困难	入睡困难，易惊醒	入睡困难，易惊醒，噩梦多

（4）热敏灸的主动接受率：热敏灸的接受度与认可度分为不接受（拒绝艾灸治疗）、被动接受（由医生推荐艾灸治疗，患者表示愿意尝试治疗）及主动接受（患者自己主动要求艾灸治疗）3种情况。热敏灸的主动接受率为主动接受病例数占总病例数的百分比。患者于治疗前和第1次治疗结束进行热敏灸主动接受率的调查。

2. 统计学处理

数据采用SPSS19.0统计软件进行分析。计量资料以均数±标准差（$\bar{x} \pm s$）表示；计数资料采用例数（%）的形式表示，组内比较采用χ^2检验。以$P<0.05$为差异有统计学意义。

3. 治疗结果

（1）艾灸得气率：热敏灸治疗新冠肺炎（普通型）患者42例，共施灸272人次。热敏灸治疗在病区覆盖率100.0%。热敏灸20分钟，艾灸得气率达52.4%（22/42）；热敏灸30分钟，艾灸得气率达78.6%（33/42）；热敏灸40分钟，艾灸得气率达90.5%（38/42）；热敏灸1小时，艾灸得气率达100%。

患者在施灸过程中出现舒适、透热、扩热、传热、四肢末端热、深部热、远部热、身烘热等反应。施灸后部分患者感到身体轻松，心情舒畅。说明该类患者的相关穴位普遍发出了对艾热的需求信号，表明热敏灸非常适合新冠肺炎患者的治疗，并能发挥较好的作用。

（2）胸闷、纳差症状改善情况：患者第1次、第2次、第

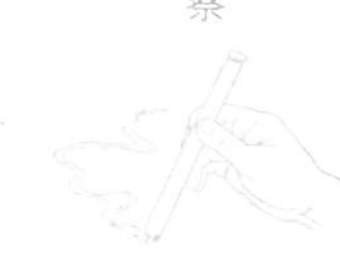

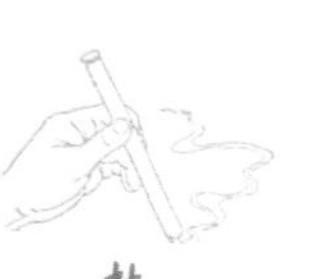

3 次热敏灸得气后胸闷症状的发生率分别为 23.8%（10/42）、16.7%（7/42）、9.5%（4/42），低于热敏灸治疗前的 50.0%（21/42，$P<0.05$）。表明热敏灸治疗可以改善新冠肺炎（普通型）患者的胸闷症状。

（3）负性情绪减轻情况：患者第 1 次、第 2 次、第 3 次热敏灸得气后立即感到身体轻松与心情舒畅的发生率分别为 61.9%（26/42）、73.8%（31/42）、92.9%（39/42），高于热敏灸治疗前的 42.9%（18/42，$P<0.05$）。表明热敏灸能有效减轻负性情绪，增强患者战胜疾病的信心。

患者第 1 次、第 2 次、第 3 次热敏灸得气后纳差症状的发生率分别为 26.2%（11/42）、19.0%（8/42）、9.5%（4/42），低于热敏灸治疗前的 57.1%（24/42，$P<0.05$），表明热敏灸治疗可以改善新冠肺炎（普通型）患者的纳差症状。

（4）患者热敏灸的主动接受率的变化：第 1 次治疗后，患者对热敏灸治疗的主动接受率为 100%（42/42），高于热敏灸治疗前的 11.9%（5/42），表明热敏灸对于新冠肺炎患者来说是一种舒适、易于接受的治疗方法。

（5）不良反应情况：42 例接受热敏灸治疗的新冠肺炎患者，均未出现晕灸、皮肤烫伤、症状加重等不良反应。

四、临床体会

应用上述灸疗方案治疗新型冠状病毒肺炎，是一次有益的探索，获得如下体会：①艾灸是一种安全、有效的温热性质的外治法，新冠肺炎患者普遍乐于接受。②艾灸对于寒湿为病是有效的。即使湿蕴化热，湿遏热伏，亦能温阳化湿而透热。③患者艾灸得气率达到100%，说明该类患者的相关穴位需要外界艾热的帮助，提示热敏灸适合新冠肺炎的治疗，能够发挥较好的作用。④更有意义的是，我们观察到每次艾灸结束后，大部分患者感到体内温暖舒适，身体轻松，心情舒畅，负性情绪减轻，增强了战胜疾病的信心。《灵枢 · 本神》云："凡针之法，必先本于神。"《灵枢·官能》曰："用针之要，无忘其神。"强调在针刺的过程中要首先调神，才能提高疗效，灸法也是如此。艾灸得气时产生的一身烘热、一身轻松、心情舒畅，就是艾灸调神的具体表现，也是热敏灸的独特优势。现代医学已证明，疾病过程中的负性情绪会严重影响人体抗病机能的发挥[6]。因此，充分重视与发挥热敏灸的调神作用，减轻患者负性情绪，进而增强抗病机能，调节紊乱的生理生化功能，促进疾病的康复，是值得今后研究的一个方向。

综上所述，本次热敏灸参与治疗新型冠状病毒肺炎，是一个大胆的尝试。虽然样本量小，无法随机分组对照，加之不是独立干预（还有中药口服），结局指标难以评估，但提示了灸法治疗本病的可行性与有效性，开启了灸法治疗新型冠状病毒肺炎的临床思路。接下来重症患者出院后的康复，应是灸法的用武之地，也更需要我们进一步探索。

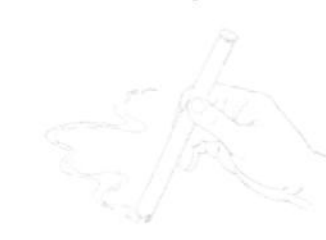

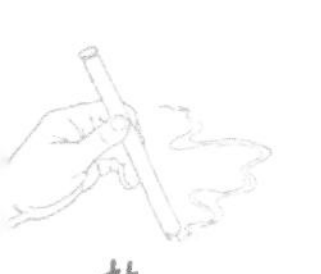

参考文献

［1］国家卫生健康委员会．新型冠状病毒感染的肺炎诊疗方案(试行第四版)[EB/OL].(2020-01-27)[2020-02-28].http://www.nhc.gov.cn/yzygj/s7653p/202001/4294563ed35b43209b31739bd0785e67.shtml.

［2］江西省卫生健康委员会．江西省新型冠状病毒肺炎中医药防治方案(试行第三版)[EB/OL].(2020-02-21)[2020-02-28].http://hc.jiangxi.gov.cn/doc/2020/02/21/139515.shtml.

［3］陈日新，陈彦奇，谢丁一．试论艾灸得气[J]. 中国针灸，2019, 39(10): 1111-1114.

［4］陈日新，吕志迈，谢丁一，等．热敏灸得气灸感量表的研制与初步评价[J]. 中国针灸，2018, 38(11): 1229-1234.

［5］Watson D, Clark LA, Tellegen A. Development and validation of brief measures of positive and negative affect: the PANAS scales[J]. J Pers Soc Psychol, 54(6): 1063-1070.

［6］张向荣，彭昌孝，袁勇贵．心身疾病患者负性情绪与心理防御机制研究[J]. 健康心理学杂志，2001, 9(4): 244-245.

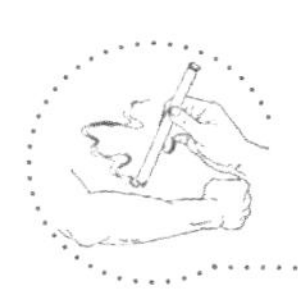

第八章 热敏灸治疗新冠肺炎病案

第一节　探敏施灸案

探敏施灸，即探查热敏穴位施灸，是以经穴部位作为热敏穴位的高发区域，采用热敏灸具在该穴区缓慢上下左右移动探查，当移动至某一部位出现一种或一种以上的透热、扩热、传热等热敏现象时，该部位就是热敏穴位的准确位置，以此为灸位施灸，而不拘其是否在准确的位置上。探敏施灸是保证艾灸治疗新冠肺炎发挥疗效的首要环节。

病案 1：屈某，男，31 岁，因咳嗽 10 余天入院。患者于

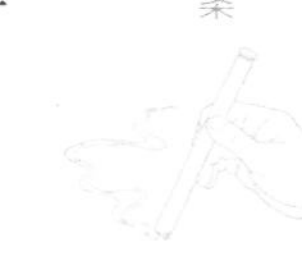

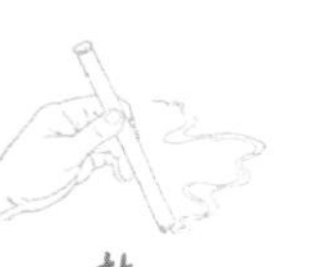

2020 年 2 月 4 日出现发热、咳嗽，测体温为 38.6℃，自诉有新冠肺炎患者接触史，遂至当地医院就诊，拟“疑似新型冠状病毒肺炎”收治入院，行肺部 CT 示：双肺炎性改变；咽拭子新型冠状病毒核酸检测示阳性，诊断为新型冠状病毒肺炎，予以对症支持治疗，患者体温恢复正常，但咳嗽未见明显缓解，遂于 2 月 14 日转入我院抚生院区治疗，入院症见：患者神志清，精神可，咳嗽咳痰，痰白量少，咽中异物感，言语频繁时较为明显，无恶寒发热，食纳尚可，睡眠一般，大便平，小便正常。舌质暗红，苔白腻，脉细滑。中医诊断：疫毒证（痰湿郁肺）；治法：健脾宣肺，理气化痰。

2020 年 2 月 15 日开始热敏灸治疗。分别点燃两段直径 2.5 厘米、长 4 厘米的艾柱插入专用灸具中，将灸具以神阙穴为中心横向放置。第 1 次施灸至 5 分钟时，患者诉仅感局部、表面灼热感，遂调整两个施灸单元手柄以调节艾热强度，使施灸的腹部穴区感到热而均匀、舒适、不灼痛，并通过灸具在神阙穴上下左右移动探感定位，当灸具移动至神阙穴偏上位置时，患者诉腹中有透热感。施灸约 15 分钟后患者一身烘热。灸至 30 分钟，灸感减弱，遂停灸，全身轻松、心情舒畅。按上法继续施灸，次日患者诉施灸时腹中透热感较前明显，双足心微热，灸后全身轻松、心情舒畅，咽中异物感较前减轻，咳嗽缓解。第 3 次施灸时患者诉小腹内透热甚，全身烘热明显，灸后自诉全身舒适感，咳嗽较前明显减轻，咽中异物感基本消失。按上述方案继续施灸 4 天，患者诉咽中异物感基本消除，偶尔咳嗽，无咳痰。行胸部 CT 示：两肺病灶较前有所吸收、减淡。但 2 月 21 日行咽拭子及痰液新冠病毒核酸检测示阳性。遂继续按照以上方法予以热敏灸治疗，每日 1 次，患者诉腹部透热感渐渐增强，且双侧足心、腰部逐渐出现烘热，全身感觉轻松舒适，心情渐渐舒畅，咽中异物感、咳嗽基本消失。无咳嗽，纳寐尚可，二便平。舌质暗红，舌苔薄白，脉滑。分别于 2 月 28 日、3 月 1 日行痰与咽拭子新型冠状病毒核酸检测均为阴性，且连续 3 天以上无发热。患者遂于 3 月 2 日出院。

病案 2：欧某，男，55 岁，因发热、咳嗽半月入院。患者 2020 年 1 月 31 日无明显诱因下出现发热，热型不规则，体温最高达 40℃，有咳嗽，呈阵发性，伴咳少量白色黏痰，难咯，咳剧时感胸闷。发热时有乏力、肌肉酸痛、食欲减退、口干口苦，当时自以为“感冒”，曾自服药物及诊所输液（具体不详），用药后体温当时恢复正常，次日再次出现发热，病情反复，至当地医院住院，行胸部 CT 示：两肺多发炎症；咽拭子新型冠状病毒核酸检测为阳性，遂诊断为新型冠状病毒肺炎，经对症治疗后，患者体温已连续 1 周正常，但仍咳嗽。遂于 2020 年 2 月 14 日转至我院抚生院区治疗，入院症见：阵发性咳嗽，咳灰色黏痰，咳剧时感胸闷，仍感乏力、食欲减退，口苦口干，纳食欠佳，睡眠一般，二便平。舌质暗，苔白腻稍黄，脉弦浮。中医诊断：疫毒证（脾虚湿蕴，痰邪郁肺）；治法：温脾化湿，

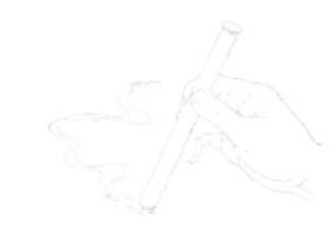

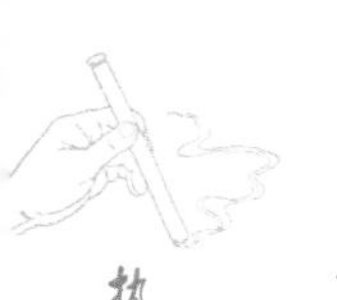

宣肺化痰。

2020 年 2 月 15 日开始热敏灸治疗。分别点燃两段直径 2.5 厘米、长 4 厘米的艾柱插入专用灸具中，将灸具以神阙穴为中心横向放置。第 1 次施灸至 10 分钟时，患者诉仅仅感局部、表面灼热感，遂调整两个施灸单元手柄调节艾热强度，使施灸的腹部穴区感到热而均匀、舒适、不灼痛，并通过灸具在神阙穴上下左右移动探感定位，当灸具移动至神阙穴向下位置时患者感腹部透热感明显，施灸约 20 分钟后患者双足底微热，全身温热舒适，灸后觉乏力感缓解。灸至 35 分钟，灸感减弱，遂停灸。次日施灸时患者腹部透热较前明显，腰部有热感。灸后全身温热舒适，乏力感缓解，咳嗽频次减少，食欲增加。第 3 次施灸时患者诉腹部透热感增强，腰部热感明显，双足心热感较前明显，灸后全身轻松舒适，乏力感缓解约 70%，咳嗽明显减轻，咳嗽时无明显胸闷。继续施灸 4 天，患者诉灸后全身轻松舒适，咳嗽、乏力等症状基本缓解。纳食可，寐安，二便平。舌质暗，苔白稍腻，脉弦沉。复查影像学较入院前病灶吸收，分别于 2 月 17 日、19 日行咽拭子新型冠状病毒核酸检测均为阴性，且连续 3 天无发热，符合出院指征。患者遂于 2 月 22 日出院。

病案 3：陈某，男，54 岁，因咽中异物感伴纳差 1 周入院。患者于半月前无明显诱因下出现咳嗽咳痰，伴发热，经当地卫生院予以药物治疗未见明显好转，因有新型冠状病毒肺炎患者接触史，遂至当地上级医院就诊，拟“疑似新型冠状病毒肺炎”于2月8日收入住院治疗，查肺部CT示：双肺下叶毛玻璃样改变，考虑感染性疾病。经对症治疗后体温于2月10日恢复正常，行咽拭子新型冠状病毒核酸检测为阳性，诊断为新型冠状病毒肺炎。2月13日复查胸部CT：双肺炎症，密度较前（2月8日）稍增加。患者为求中西医结合治疗，于2020年2月18日转入我院抚生院区住院治疗，入院症见：神疲乏力，两目少神，面色少华，咽中异物感，无咽痒咽痛，口中涎液较多，纳呆，进食量约为平时的1/3，时有反酸，口苦不干，喜热饮，无咳嗽咳痰，无恶风，夜寐一般，大便偏硬量少，小便色深，无尿频尿急尿痛。舌质淡红，苔白腻，脉濡滑。中医诊断：疫毒证（湿蕴中焦）；治法：温脾化湿。

2020年2月19日开始热敏灸治疗。分别点燃两段直径2.5厘米、长4厘米的艾柱插入专用灸具中，将灸具以神阙穴为中心横向放置。第1次施灸至约10分钟时患者诉仅感局部、表面温热感，遂调整两个施灸单元手柄增强艾热强度，使施灸的腹部穴区感到热而均匀、舒适、不灼痛，并通过灸具在神阙穴上下左右移动探感定位，当灸具移动至神阙穴向上位置时患者感腹部微微透热感，施灸约30分钟后患者诉腹部有透热感渐渐增强，施灸约60分钟后透热感减弱，遂停灸。灸后自诉全身舒适轻松，乏力感缓解约30%。继续按上法施灸，第2次次施灸时患者诉腹部透热感较前明显，灸后一身烘热，全身舒

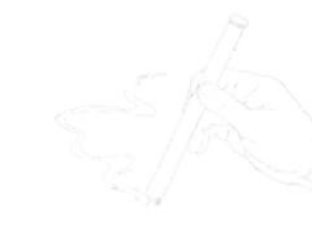

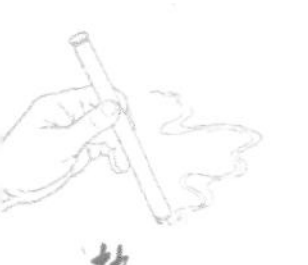

适轻松，心情舒畅，乏力感缓解约60%，咽中异物感明显减轻，口中涎液基本消失，食欲增强，但偶有反酸，无胃痛胃胀，仍觉口苦不干。第3次施灸后患者乏力感缓解约80%，咽中异物感基本消失，纳食尚可。继续按上述方案施灸2天，施灸时患者诉双下肢微汗，全身烘热，灸后全身舒适轻松，咽中异物感完全消失，口中涎液恢复如常，纳食尚可，寐安，舌质淡红，苔薄白。分别于2月21日及23日行咽拭子及痰液新型冠状病毒核酸检测呈阴性。患者遂于2020年2月24日出院。

第二节　消敏定量案

消敏定量，是指以热敏灸感（艾灸得气）消失为度来确定具个体化的施灸时间，这是根据患者机体自身表达出来的需求灸量确定的灸量标准，是最佳的个体化充足灸量。由于灸量与施灸强度、面积、时间相关，强度、面积在施灸过程中是相对不变的常量，而施灸时间是个体化的变量，如何把敏化的穴位灸满、灸透、灸足，则是使灸疗疗效潜力充分发挥的又一个关键因素。我们对灸疗过程中灸时与灸感的相关性进行了大样本、多中心临床研究，揭示了灸时－灸感发生、发展呈现3个时期变化，即经气激发潜伏期、经气传导期、经气消退期。常规临床艾灸规定每穴治疗时间为10~15分钟，正处在经气激发的潜伏期，灸疗疗效尚未充分发挥；从艾灸开始至经气传导期结束，平均为40~50分钟，这主要是经气传导与气至病所期，是灸疗疗效的充分发挥期，达到这个施灸时间，艾灸疗效明显提高；此后是经气消退期，经气传导消退后继续施灸，疗效也无增加。因此，以“热敏灸感消失为度”作为充足灸疗时间的标准，突破了灸疗临床长期以来每穴10~15分钟固定灸时的固有观念，为临床充分发挥灸疗疗效提供了灸疗时间的量学标准，实现了灸疗时间标准化与个体化的有机统一。

病案4：高某，女，62岁，因咳嗽18天入院。患者于2020年1月31日接触新型冠状病毒肺炎确诊患者后出现咳嗽，呈阵发性干咳，夜间为甚，发热，以低热为主，体温波动于36~37.5℃，伴胃中嘈杂、不欲饮食，感乏力、肩背肌肉酸痛，自觉畏寒怕风，至周边诊所输液（不详），病情未缓解，遂至当地医院住院治疗，行胸部CT示：右肺多发炎症、累及肺间质为主；新型冠状病毒核酸检测为阳性，遂诊断为新型冠状病毒肺炎，经药物对症治疗，患者体温已连续10天正常，但仍咳嗽，胃中仍有嘈杂。于2020年2月18日转至我院抚生院区治疗，入院症见：精神差，阵发性咳嗽，胃中嘈杂、不欲饮食，乏力、肩背肌肉酸痛，自觉畏寒怕风，纳差，睡眠一般，二便平。舌质红，苔稍白腻，脉弦滑。中医诊断：疫毒证（湿郁脾肺，阳气不足）；治法：温阳化湿，健脾益肺。

2020年2月19日开始热敏灸治疗。分别点燃两段直径2.5厘米、长4厘米的艾柱插入专用灸具中，将灸具以神阙穴为中

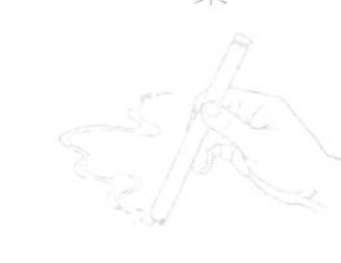

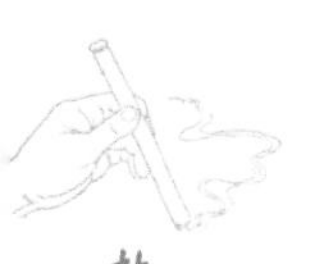

心横向放置。第 1 次施灸至约 8 分钟时，患者诉仅感局部、表面微热，遂调整两个施灸单元手柄调节艾热强度，使施灸的腹部穴区感到热而均匀、舒适、不灼痛，并通过灸具在神阙穴上下左右移动探感定位，当灸具移动至神阙穴偏右上位置时患者感腹部透热感明显，施灸约 15 分钟后，患者感腹部渐渐出现透热感增强，施灸约 40 分钟后开始减弱，遂停灸，灸后身体轻松,乏力感减轻约 40%。第 2 次施灸时患者腹部透热感增强，双足心有热感，全身烘热，灸后乏力感缓解约 60%，咳嗽频率减少，食欲稍增加。第 3 次施灸时患者腹部透热较前明显，腰部、双足心热感明显增强，且下半身烘热感明显，灸后乏力感缓解约 70%，咳嗽频率减少，食欲稍增加。第 4 次施灸时患者诉腹部透热感非常明显，且全身烘热明显，背部及下半身热甚，额头、背部、足心汗出，灸后乏力感缓解约 80%，咳嗽频率明显减少,食欲明显增加,睡眠改善,畏风怕冷明显减轻。按上述方案继续施灸 5 次，患者诉咳嗽、乏力、纳差诸症基本缓解。患者分别于 2 月 23 日、24 日、26 日行新型冠状病毒核酸检测为阴性，连续 3 天体温正常。患者遂于 2 月 27 日出院。

病案 5：毛某，男，36 岁，因反复发热 11 天入院。患者于 2020 年 2 月 4 日无明显诱因出现发热，午后发热为主，体温最高为 37.4℃，发热时头重如裹，关节酸痛，感胸闷，无恶寒，无汗出，无腹痛腹泻，遂于 2020 年 2 月 5 日就诊于当地医院，行胸部 CT 示：双肺异常密度影。2 月 8 日咽拭子新型冠状病毒核酸检测阳性,诊断为“新冠肺炎”,予以对症治疗后,患者体温正常，但仍咳嗽，遂于 2020 年 2 月 15 日转入我院抚生院区治疗，入院症见：咳嗽，以干咳为主，白天咳嗽，夜间不明显，偶有咳带血丝，头晕不适，无头痛，无腹痛腹泻，纳可，寐安，大便成形，质软，无粘厕，1 次 / 日；小便黄，不短，无灼热感。舌质红,苔薄白微黄,脉滑数。中医诊断：疫毒证(湿热郁肺)；治法：化湿宣肺以透热。

2020 年 2 月 16 日开始热敏灸治疗。分别点燃两段直径 2.5 厘米、长 4 厘米的艾柱插入专用灸具中，将灸具以神阙穴为中心横向放置。第 1 次施灸至约 10 分钟时，患者诉仅感局部、表面灼热感，遂调整两个施灸单元手柄调节艾热强度，使施灸的腹部穴区感到热而均匀、舒适、不灼痛，并通过灸具在神阙穴上下左右移动探感定位，当灸具移动至神阙穴向下位置时患者感小腹内渐渐出现透热感，施灸约 15 分钟后，患者感腹部透热感慢慢增强，身感烘热，施灸约 35 分钟后开始减弱，遂停灸。灸后轻松舒适，心情舒畅。次日施灸时腹中透热增强，且腰部热甚。灸后全身温热舒适，咳嗽频次减少，头晕缓解。第三日患者自诉施灸时腹中透热较前增强，全身烘热，灸后一身轻松，咳嗽、头晕明显减轻。第四天施灸时腹中透热明显，全身烘热，微汗出。灸后轻松舒适，咳嗽、头晕缓解约 70%。按上述方法继续施灸 4 天，患者诸症基本消除。于 2 月 21 日、23 日行新型冠状病毒核酸检测阴性，连

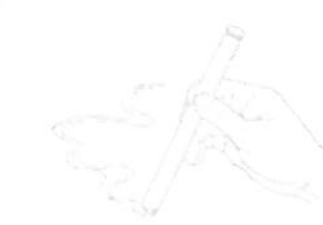

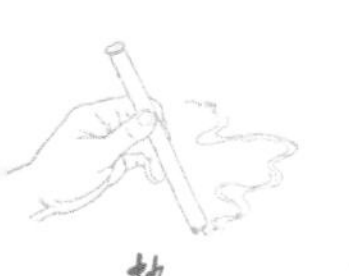

续3天体温正常，胸部CT提示明显好转，符合出院条件。患者遂于2月24日出院。

病案6：吴某，男，67岁，因咳嗽胸闷10余天入院。患者于2020年1月下旬开始无明显诱因出现咳嗽，无咳痰，伴胸闷，发热，测体温38.5℃，午后发热为主，无畏寒。1月31日在当地县中医院住院治疗，后转入当地县人民医院住院，2月9日行胸部CT示：双肺多发炎症；行咽拭子新型冠状病毒核酸检测为阳性，诊断为新型冠状病毒肺炎，予对症治疗后，发热、咳嗽基本消失，但仍胸闷、气喘。遂于2月15日转入我院抚生院区治疗，入院症见：精神一般，面色少华，胸闷不适，活动后气喘，无咳嗽咳痰，声低懒言，乏力，食纳差，夜寐欠安，难以入睡，大便1次/日，小便略黄，无烧灼感。舌质暗红，苔薄黄腻，脉弦滑。中医诊断：疫毒证（湿郁肺脾，湿遏热伏）；治法：温脾益气，温阳化湿。

2020年2月16日开始热敏灸治疗。分别点燃两段直径2.5厘米、长4厘米的艾柱插入专用灸具中，将灸具以神阙穴为中心横向放置。第1次施灸至约10分钟时患者诉仅感局部、表面灼热感，遂调整两个施灸单元手柄降低艾热强度至七分，使施灸的腹部穴区感到热而均匀、舒适、温热，并通过灸具在神阙穴上下左右移动探感定位，当灸具移动至神阙穴偏左上位置时患者感腹部微微透热感，施灸约20分钟后腹部透热感渐渐增强，且腰部、双足底微热，全身轻微汗出，施灸约50分钟后透热感减弱，遂停灸。第 1 次施灸后一身轻松，心情舒畅，乏力、胸闷缓解约 30%。第 2 次施灸时患者自诉腹腔内透热增强，腰部、双足底微热，且全身有轻微汗出，患者诉乏力、胸闷不适缓解约 50%，食欲增加。第 3 次施灸时患者腹腔透热，腰部、双足底热感均较前明显，全身烘热舒适，灸后乏力、胸闷不适缓解约 60%，活动后气喘明显改善，食欲、睡眠改善。第 4 次施灸时患者自诉腹腔透热，腰部、双足底热感明显增强，灸后全身微汗出，一身轻松，乏力、胸闷缓解约 80%，纳寐改善。按上述方案继续施灸 4 次，患者乏力、胸闷等症状基本消除，食欲明显增加。患者分别于 2 月 17 日、19 日、21 日、23 日行新型冠状病毒咽拭子核酸检测均为阴性，连续 3 天无发热。患者遂于 2 月 24 日出院。

第三节　证感相关案

新冠肺炎患者在不同的发病阶段，表现为不同的证候，而施灸过程中出现的灸感类型也各不相同。临床研究表明：不同热敏灸感携带着不同的艾灸信息，有首选与候选、主选与次选之分，需要进一步分析、辨别。如以灸感性质划分，出现非热感觉的热敏腧穴为主选热敏腧穴，而非热灸感中又以痛感优于酸胀感；如以灸感循行路径划分，出现热敏灸感经过或直达病变部位的热敏腧穴为主选热敏腧穴；如以灸感强度划分，出现

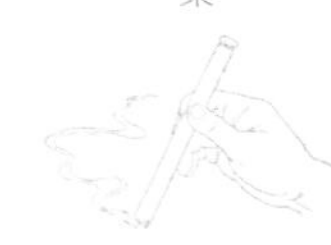

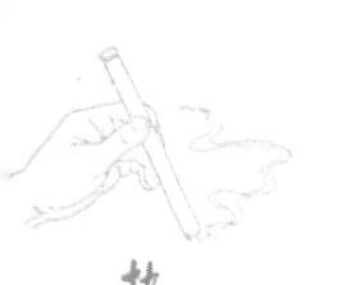

较强热敏灸感的热敏腧穴为首选热敏腧穴。分析新冠肺炎患者不同证型表现的不同热敏灸感蕴含的信息对提高灸疗疗效有重要作用，如湿邪束表，以一身烘热、微汗出灸感为宜；寒湿直中脾胃，以腹腔内透热、深部热灸感为宜；脾肺气虚，湿阻三焦，以腹腔透热、传热至胸腔、身烘热等灸感为佳。

病案7：仲某，女，36岁，因发热、乏力7天入院。患者于2020年2月8日下午出现无明显诱因发热，畏寒，咽喉疼痛不适，全身酸痛，乏力，头晕头痛，无咳嗽，咳痰，自服药物后症状缓解不明显，遂至当地医院就诊，行胸部CT示：两下肺感染性病变。于2月9日行咽拭子新型冠状病毒核酸检测提示阳性，诊断为新型冠状病毒肺炎。于2020年2月14日转入我院抚生院区治疗。入院时症见：精神差，乏力，胸闷不适，夜间汗出明显，稍感头晕，食欲一般，睡眠欠佳，小便稍黄，大便正常。舌质淡，苔白腻，脉细。中医诊断：疫毒证（湿郁脾肺）；治法：温脾宣肺，散寒化湿。

2020年2月15日开始热敏灸治疗。分别点燃两段直径2.5厘米、长4厘米的艾柱插入专用灸具中，将灸具以神阙穴为中心横向放置。第1次施灸至5分钟时患者诉仅仅感局部、表面灼热感，遂调整两个施灸单元手柄调节艾热强度，使施灸的腹部穴区感到热而均匀、舒适、不灼痛，并通过灸具在神阙穴上下左右移动探感定位，当灸具移动至神阙穴偏左上位置时感温热舒适，施灸约20分钟后患者感额汗微出，全身温热舒适轻松，施灸约45分钟后微汗出减弱，遂停灸。第1次施灸后患者心情舒畅，胸闷、乏力感缓解约40%。按上法继续施灸，第2次治疗后患者颈项部、额部微微汗出，腰骶部微热，腹腔内出现透热感，全身温热舒适，乏力感较前约缓解50%。第3次施灸后患者感腹腔透热明显，全身微汗出，一身烘热舒适，心情舒畅，胸闷、乏力感较前缓解约60%，食欲增加，睡眠尚可。继续按上述方案施灸4天，患者诸症基本消除。分别于2月17日、19日及21日行痰与咽拭子核酸检查均呈阴性。患者遂于2020年2月22日出院。

病案8：王某，女，38岁，因咳嗽18天入院。患者于2020年1月28日无明显诱因下出现发热，热型不规则，体温最高达39.5℃，发热时感乏力、肌肉酸痛，并出现阵发性咳嗽，咳白黏痰，量适中易咯出，咳剧时胸闷，乏力、食欲减退，进食后饱胀感，口干口苦口黏，曾至周边诊所输液（不详），病情未缓解，至当地医院住院行肺部CT示：两肺异常密度影，考虑感染性病灶；行咽拭子新型冠状病毒核酸检测为阳性，遂诊断为新型冠状病毒肺炎，予以药物对症治疗，患者体温已连续1周正常，但仍咳嗽咳痰，复查胸部CT示：两肺病灶较前片增多。遂于2020年2月15日转至我院抚生院区治疗，入院症见：精神差，阵发性咳嗽，咳白黏痰，咳剧时胸闷，乏力，纳食差，食后腹胀，睡眠差，二便平。中医诊断：疫毒证（脾虚湿困，痰邪郁肺）；治法：温脾化湿，宣肺涤痰。

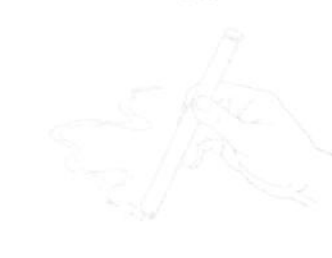

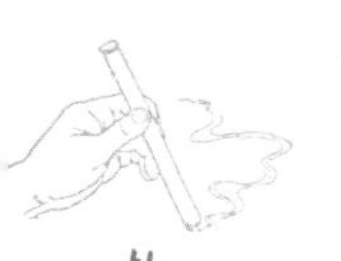

2020 年 2 月 16 日开始热敏灸治疗。分别点燃两段直径 2.5 厘米、长 4 厘米的艾柱插入专用灸具中，将灸具以神阙穴为中心横向放置。第 1 次施灸至约 10 分钟时患者诉仅仅感局部、表面灼热感，遂调整两个施灸单元手柄调节艾热强度，使施灸的腹部穴区感到热而均匀、舒适、不灼痛，并通过灸具在神阙穴上下左右移动探感定位，当灸具移动至神阙穴向上位置时患者感艾热渐渐向腹腔内渗透，施灸约 15 分钟后患者诉腹部有透热感，逐渐感双足心微热，灸后全身温热舒适，心情舒畅，乏力感减轻约 30%。第 2 次施灸时患者腹部透热感较前增强，腰部有热感且有汗出，全身烘热，灸后一身轻松，咳嗽、乏力感减轻约 40%，食欲增加，食后腹胀减轻。第 3 次施灸时患者诉腹部、腰部有热感均较前明显，灸后全身舒适轻松，咳嗽、乏力感减轻约 50%，咳痰量减少，食欲增加，食后腹胀较前减轻，睡眠改善。第 4 次施灸时患者腹部透热明显增强，腰部热甚且微汗出，灸后一身轻松，心情舒畅，咳嗽、乏力感减轻约 70%，咳痰量明显减少，食欲明显增加，睡眠改善。按上述方案继续施灸 6 次，患者咳嗽、乏力等症状基本缓解，食欲明显增加，睡眠尚可。患者分别于 2 月 24 日、26 日行新型冠状病毒核酸检测为阴性；胸部 CT 示：病灶吸收，连续 3 天体温正常，符合出院指征，遂于 2 月 27 日出院。

病案 9：陈某，男，29 岁，因咳嗽 18 天入院。患者缘于 2020 年 1 月 31 日无明显诱因出现咳嗽咳痰，痰黄脓，咽痛、恶寒发热，测体温最高达39℃，全身乏力，于2月4日至当地医院住院治疗，行胸部CT示：①左肺上叶前段磨玻璃样结节影，考虑少量炎性病变。②左肺下叶背段少量陈旧性病灶。2月5日行咽拭子新型冠状病毒核酸检测为阳性，遂确诊为新型冠状病毒肺炎，经对症治疗后患者无发热，但仍咳嗽、怕冷，大便稀。于2020年2月18日转入我院抚生院区治疗。入院症见：咳嗽，以干咳为主，咽痒无咽痛，无发热，怕冷，无恶风，喜温饮，无潮热盗汗，纳食差，夜寐安，大便偏稀，2次/日，小便偏黄。舌质红，苔薄白，脉细。中医诊断：疫毒证（脾肺气虚）；治法：健脾益肺，培土生金。

2020年2月19日开始热敏灸治疗。分别点燃两段直径2.5厘米、长4厘米的艾柱插入专用灸具中，将灸具以神阙穴为中心横向放置。第1次施灸至约8分钟时患者诉仅仅感局部、表面灼热感，遂调整两个施灸单元手柄调节艾热强度，使施灸的腹部穴区感到热而均匀、舒适、不灼痛，并通过灸具在神阙穴上下左右移动探感定位，当灸具移动至神阙穴偏右上位置时患者感艾热徐徐向腹腔内渗透，施灸约20分钟后患者渐渐感艾热向上传导至胸腔，并感双足心烘热感明显，施灸约40分钟后透热感减弱，遂停灸。第1次施灸后有全身轻松感觉。次日患者诉胸腹腔、双足心烘热感较明显，灸后自诉全身轻松感觉，咳嗽稍缓解，纳食改善。第3次患者诉胸腹腔、双足心热感较前明显，灸后自诉全身轻松感觉，咳嗽减轻，

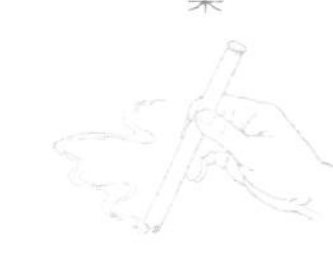

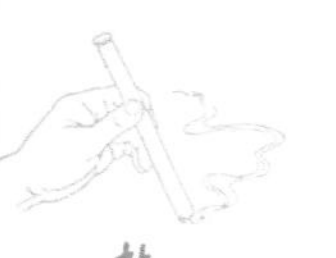

大便成形，怕冷减轻，纳食明显改善。继续施灸六天，患者诉腹部有透热感，胸腔、腰部及双足底有热，全身微汗，轻松舒适。分别于 2 月 24 日、26 日行咽拭子新型冠状病毒核酸检测阴性，连续 3 天以上无发热，已达出院标准。患者遂于 2 月 27 日出院。

第四节　痰湿宜和案

湿属阴邪，黏腻缠绵，易聚成痰成饮，阻遏气机，损伤阳气。张仲景所著《金匮要略 · 痰饮咳嗽病脉证并治》篇明确提出治痰饮之大法："病痰饮者，当以温药和之。"即治痰饮宜用平和的温性之品振奋阳气，温化痰饮，而不可过用大辛燥烈之品，以防伤阴耗气。同理，湿聚痰饮者，当以灸法和之。热敏灸温化痰湿，应每次施灸的灸热强度不宜过大，灸时稍长为宜，通过灸量的不断累积，随着机体阳气渐充，痰饮阴邪渐渐温化，从而达到治疗目的。

病案 10：毛某，男，50 岁，因咳嗽近 20 天入院。患者于 2020 年 1 月 21 日无明显诱因出现发热恶寒，最高体温 38.4℃，伴咳嗽咳白痰，在当地诊所输液后病情未见明显好转，转至当地医院求治，拟"疑似新型冠状病毒肺炎"收住入院，经对症治疗后患者体温正常，但仍有咳嗽咳痰。于 2 月 2 日及 11 日 2 次行咽拭子新型冠状病毒核酸检测阳性，遂诊断为新型冠状病毒肺炎。于 2 月 14 日转入我院抚生院区治疗，入院症见：患者精神一般，偶有咳嗽，痰少，无胸闷气促，无恶寒发热，食纳差，偶有反酸，睡眠尚可，大便稍稀，日行 2~3 次，小便平，舌质淡红，苔白稍腻，脉细弦。中医诊断：疫毒证（脾虚湿蕴证）；治法：健脾化湿。

2020 年 2 月 15 日开始热敏灸治疗。分别点燃两段直径 2.5 厘米、长 4 厘米的艾柱插入专用灸具中，将灸具以神阙穴为中心横向放置。第 1 次施灸至约 10 分钟时，患者诉仅仅感局部、表面温热感，遂调整两个施灸单元手柄改变艾热强度，使施灸的腹部穴区感到温热而均匀、舒适、不灼痛，并通过灸具在神阙穴上下左右移动探感定位，当灸具移动至神阙穴偏左上位置时患者感腹腔内微微透热，施灸约 20 分钟后患者腹腔内透热感渐渐增强，并感双足心微热感，施灸约 50 分钟后透热感减弱，遂停灸。第 1 次施灸后患者诉全身舒适轻松感觉。按上述方法继续施灸，次日施灸时患者诉腹部透热感增强，双足心有微热感，灸后一身轻松，心情舒畅，咳嗽减轻。第 3 天施灸时患者诉腹部透热感较前更明显，一身烘热，灸后全身舒适轻松，咳嗽症状基本消失，食量增大，大便成形，日 1~2 次。遂继续按上述方案施灸四天，患者咳嗽基本缓解，纳寐可，二便平。分别于 2 月 17 日、19 日及 21 日行咽拭子新型冠状病毒核酸检测阴性，连续 3 天以上无发热，已达出院标准。患者遂于 2 月 22 日出院。

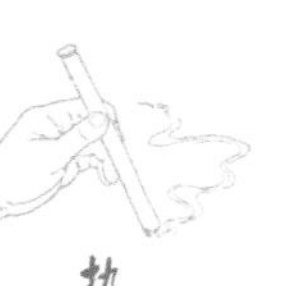

病案11：康某，男，42岁，因咳嗽胸闷2天入院。患者于2020年2月5日无明显诱因出现发热，体温最高38.5℃，轻微胸背部疼痛，无恶寒，无咳嗽咯痰，自行在家休养症状未见缓解，遂于2020年2月8日至当地医院就诊，行胸部CT示：两肺感染；2月10日行新型冠状病毒核酸检测示阳性，遂诊断为新型冠状病毒肺炎。于2020年2月14日转入我院抚生院区治疗，入院症见：咳嗽，咳少量灰色痰，胸闷，活动后气喘，口干不欲饮，平素喜温饮，少气懒言，无发热恶寒，四肢酸痛，食纳可，睡眠一般，大便常，质软，小便黄。舌质淡红，苔白腻，脉缓。中医诊断：疫毒证（痰湿蕴肺证）；治法：健脾、化痰、宣肺。

2020年2月15日开始热敏灸治疗。分别点燃两段直径2.5厘米、长4厘米的艾柱插入专用灸具中，将灸具以神阙穴为中心横向放置。第1次施灸至约8分钟时，患者诉仅仅感局部、表面温热感，遂调整两个施灸单元手柄改变艾热强度，使施灸的腹部穴区感到温热而均匀、舒适、不灼痛，并通过灸具在神阙穴上下左右移动探感定位，当灸具移动至神阙穴偏右上位置时患者感腹部有透热感，施灸约25分钟后，患者渐渐感腰部温热，双足心有微热感，施灸约45分钟后透热感减弱，遂停灸。第1次施灸后自诉全身微微汗出，舒适轻松感觉。第2次施灸时腹部透热感稍增强，腰部热甚，双足心有热微汗，灸后舒适轻松感觉，咳嗽减轻，胸闷缓解30%左右。

第 3 次施灸时患者诉腹部透热感较前明显增强，腰部、双足心热感较前明显，灸后自诉全身烘热舒适感，患者诉咳嗽缓解 50%，胸闷缓解 50% 左右，活动后气喘缓解。第 4 次施灸时患者腹腔内透热明显，腰部、双足心热甚，灸后咳嗽缓解 70%，胸闷缓解 80% 左右。按上述方案继续施灸 5 天，患者施灸时腹腔内透热感不断增强，腰部、双足心热感也渐渐明显，且双足心微汗出，全身烘热，灸后全身轻松舒适，无明显咳嗽、胸闷，活动尚可。患者分别于 2 月 17 日、19 日行咽拭子新型冠状病毒核酸检测阴性，且连续 3 天无发热，患者遂于 2 月 24 日出院。

病例 12：陈某，男，41 岁，因咳嗽 1 月余，胸痛 18 天入院。患者于 2020 年 1 月 14 日无明显诱因出现发热，体温最高为 38.2℃，咳嗽，咳少量白黏痰，无喉中痰鸣音，无胸闷气喘，无咽痛咽痒，无鼻塞流涕，无身痛，无腹痛腹泻，无恶心呕吐。在当地诊所治疗 1 周（具体用药不祥），仍反复发热，2 月 1 日出现咳嗽加重，晨起明显，伴双侧胸痛，于 2 月 3 日到当地医院就诊，行胸部 CT 示：双肺感染性病灶，考虑新冠肺炎，故入住当地医院，2 月 4 日行新型冠状病毒核酸检测阳性，诊断为新冠肺炎。予以对症治疗 15 天，发热退，但仍咳嗽，遂于 2 月 18 日入住我院抚生院区继续治疗，症见：咳嗽间作，昼夜间有发生，咳痰白黏量不多，易咳出，鼻咽部无发热感，双侧胸痛，晨起明显，以刺痛为主，咳嗽及喷嚏均引痛，胸闷，

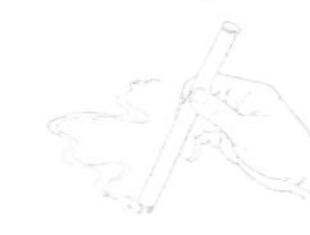

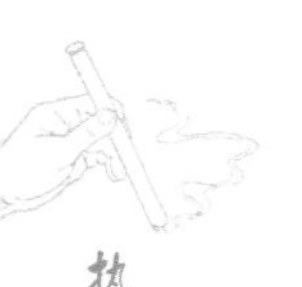

活动后稍气促；无恶寒发热，喜温饮，量不多，睡眠差，纳食一般，无腹胀嗳气，大便偏干结，1次/日，小便平，平素怕冷，冬春季节易感冒。中医诊断：疫毒证(痰湿内阻)；治法：温脾、化痰、宣肺。

2020年2月19日开始热敏灸治疗。分别点燃两段直径2.5厘米、长4厘米的艾柱插入专用灸具中，将灸具以神阙穴为中心横向放置。第1次施灸至约8分钟时，患者诉仅仅感局部、表面微热，遂调整两个施灸单元手柄改变艾热强度，使施灸的腹部穴区感到温热而均匀、舒适、不灼痛，并通过灸具在神阙穴上下左右移动探感定位，当灸具移动至神阙穴偏左上位置时患者感腹部有明显透热感，施灸约20分钟后患者渐渐感艾热向上传导至胸腔，施灸约40分钟后，透热感减弱，遂停灸。第1次施灸后自诉全身轻松，心情舒畅，胸闷缓解约30%。第2次施灸时患者诉施灸时腹部透热感增强，且双足心有热感，全身烘热，灸后一身轻松，心情舒畅，咳嗽减轻，但说话时稍咳嗽，胸闷缓解约50%。第3次施灸时患者诉灸感同前，灸后诉全身轻松，心情舒畅，咳嗽明显减轻，胸闷缓解约70%，活动时气促明显减轻，睡眠改善。按上述方案继续施灸4次，患者咳嗽、胸闷气促等不适症状基本缓解。分别于2月19日、21日、23日行痰与咽拭子新冠病毒核酸检查均为阴性，且连续3天无发热，符合出院标准。患者遂于2月24日出院。

第五节　湿热可灸案

湿邪为病，蕴而化热，湿遏热伏。热敏灸能温阳益气、宣达三焦、宣化湿浊，能达到温阳化湿而透热的目的，湿除则热散，故湿热亦可灸。但施灸过程中要掌握适宜的刺激强度。由于部分患者因湿伏热蕴、湿热熏蒸，施灸初期常常表现为拒热、不耐热，此时，艾热强度宜由小到大、灸量由少到多，以温热强度（灸热七分）为佳。待湿邪渐去、湿化热透后，逐渐增加艾热强度。对改善因湿蕴肺脾引起的低热或不发热，微恶寒、乏力，头身困重，肌肉酸痛，咳嗽少痰或有黄痰、咽痛、憋闷气促、腹胀、便秘不畅等湿热证能起到意想不到的效果。

病案 13：陈某，男，38 岁，因发热 2 周，咳嗽 10 天入院。患者于 2 月 1 日出现发热，热型不规则，体温最高达 39℃，发热时全身乏力、肌肉酸痛、食欲减退，但无咳嗽咳痰，至当地医院行肺部 CT 示：右肺钙化。予口服阿莫西林及奥司他韦仍持续发热，于 2 月 4 日开始出现咳嗽，呈阵发性干咳，咳嗽剧烈时感胸闷，伴咽痒咽干，口苦口干口黏，畏风怕冷喜热饮。行新型冠状病毒核酸检测为阳性，遂诊断为新型冠状病毒肺炎，予药物对症治疗，经住院治疗患者体温已连续 5 日正常，咳嗽稍减轻，复查胸部 CT 示：两肺多发炎症。2 月 14 日转入我院抚生院区治疗，入院症见：精神差，阵发性干咳，咳剧时感胸闷，

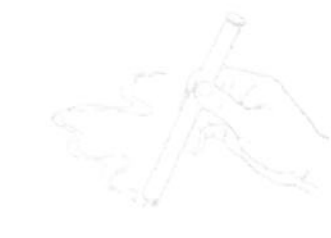

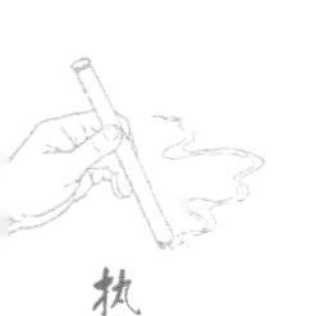

咽痒咽干，乏力，食欲减退，口苦口干口黏，畏风怕冷，喜热饮，睡眠一般，二便平。舌质红，苔薄黄，舌中稍腻，脉浮数。中医诊断：疫毒证（湿热蕴肺）；治法：健脾益肺，宣肺化湿透热。

2020 年 2 月 16 日开始热敏灸治疗。分别点燃两段直径 2.5 厘米、长 4 厘米的艾柱插入专用灸具中，将灸具以神阙穴为中心横向放置。第 1 次施灸至约 10 分钟时，患者诉仅感局部、表面灼热感，遂调整两个施灸单元手柄降低艾热强度至七分，使施灸的腹部穴区感到温热而均匀、舒适、温热，并通过灸具在神阙穴上下左右移动探感定位，当灸具移动至神阙穴偏左上位置时患者感腹部微微透热感，施灸约 25 分钟后腹部透热感渐渐增强，施灸后约 40 分钟，患者腹腔内透热感减弱，遂停灸。灸后患者诉全身温热舒适感，乏力感缓解约 30%。按上述方法继续施灸，次日施灸时患者感腹腔内透热较前明显，且一身烘热，全神轻松，乏力感缓解约 50%，且晚上咳嗽明显减轻，但白天稍有呈阵发性干咳，食欲稍增强。第三次施灸时患者腹部透热明显，且腰部与双侧足心微热，灸后患者诉全身舒适轻松，干咳、乏力感缓解约 70%，咳嗽时无明显胸闷，食欲明显增加，畏风怕冷缓解。继续按上述方案施灸 3 次，患者诸症基本缓解。分别于 2 月 17 日与 19 日行咽拭子新型冠状病毒核酸检测呈阴性，连续 3 天无发热，遂于 2 月 22 日出院。

病案 14：曹某，女，39 岁，因发热 20 天，咳嗽 2 周入院。患者于 2020 年 1 月 26 日无明显诱因下出现发热，热型不规则，体温最高达39℃，伴咽痛，吞咽不受限，无咽干咽痒，发热时有乏力、肌肉酸痛、食欲减退，当时至诊所输液（具体不详），输液后体温恢复正常，次日再次出现发热，病情反复，1月31日开始出现咳嗽，呈阵发性干咳，咳剧时及活动后感胸闷心慌，至当地医院住院，行胸部CT示：两肺感染；行新型冠状病毒核酸检测阳性，诊断为“新型冠状病毒肺炎”，予对症治疗患者体温已连续5日正常，但仍有咳嗽、咽痛。2020年2月14日转入我院抚生院区治疗，入院症见：精神差，阵发性干咳、咽痛，咳剧时及活动后感胸闷心慌，乏力、食欲减退，纳差，寐欠安，小便平，大便干结不畅。舌质红，苔薄黄，脉滑数。中医诊断：疫毒证（湿热内蕴）；治法：温脾宣肺，化湿透热。

2020年2月17日开始热敏灸治疗。分别点燃两段直径2.5厘米、长4厘米的艾柱插入专用灸具中，将灸具以神阙穴为中心横向放置。第1次施灸至约8分钟时，患者诉仅感局部、表面灼热感，遂调整两个施灸单元手柄降低艾热强度至七分，使施灸的腹部穴区感到温热而均匀、舒适、温热，并通过灸具在神阙穴上下左右移动探感定位，当灸具移动至神阙穴向上位置时患者感腹部微微透热感，施灸约20分钟后腹部透热感渐渐增强，且腰部及双足底有热感，施灸后约40分钟患者腹腔内透热感减弱，遂停灸。第1次施灸后全身温热舒适，心情舒畅，胸闷、乏力感缓解约30%。第2次施灸时腹部透热增强，且腰部及双足底有热感，一身烘热，灸后全身轻松，心情舒

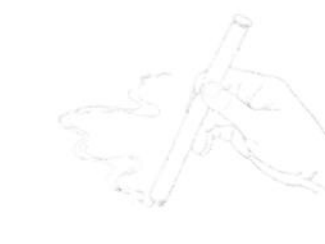

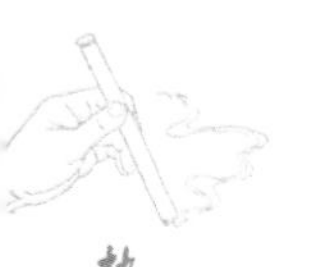

畅，咳嗽缓解约40%，胸闷、乏力感缓解约40%，食欲改善。第3次施灸时患者诉腹部透热明显，腰部及双足底有热感，且大椎区域、足心汗出，灸后全身轻松，心情舒畅，咳嗽缓解约50%，胸闷、乏力感缓解约60%，食欲增加，睡眠改善。第4次施灸时患者诉腹部透热感明显增强，腰部、双足底烘热，全身微汗，灸后自觉一身轻松，咳嗽缓解约60%，胸闷、乏力感缓解约70%，食欲增加，睡眠改善。第5次施灸时患者腹部透热，腰部、双足底烘热感较前明显，全身微汗，咳嗽缓解约80%，胸闷、乏力感缓解约80%，食欲增加，睡眠改善，大便黄软，由二至三日行一次变为日行一次。第6次施灸时患者诸症基本消除。患者分别于2月17日、19日复查咽拭子新型冠状病毒核酸检测为阴性，连续3天无发热。患者遂于2月22日出。

病案15：杜某，男，67岁，因咳嗽5天，伴胸闷气促4天入院。患者缘于2020年2月2日无明显诱因出现发热，无恶寒，体温最高37.3℃，无明显咳嗽咯痰，在当地诊所予口服药物（具体不详）治疗，体温未见缓解，遂至当地医院就诊，胸部CT示：考虑两肺感染，建议结合临床及相关排查。2月13日行咽拭子新型冠状病毒核酸检测为阳性，遂诊断为新型冠状病毒肺炎。现因咳嗽、胸闷等症状加重，遂于2020年2月15日转入我院，入院症见：咳嗽无痰，活动后胸闷气促，无胸前区疼痛，无发热恶寒，无鼻塞流涕，无恶心呕吐，纳可，寐一般，二便可。舌质淡红，苔黄，脉滑数。中医诊断：疫毒证（湿热蕴肺）；治法：宣肺、化湿、透热。

2020年2月16日开始热敏灸治疗。分别点燃两段直径2.5厘米、长4厘米的艾柱插入专用灸具中，将灸具以神阙穴为中心横向放置。第1次施灸至约10分钟时，患者诉仅仅感局部、表面灼热感，遂调整两个施灸单元手柄降低艾热强度，使施灸的腹部穴区感到温热而均匀、舒适、不灼痛，并通过灸具在神阙穴上下左右移动探感定位，当灸具移动至神阙穴偏向上位置时患者感艾热徐徐向腹腔内渗透，施灸约20分钟后，患者渐渐感艾热向上传导至胸腔、后背，并感双足心烘热感明显，施灸约40分钟后透热感减弱，遂停灸。第1次施灸后咳嗽、胸闷缓解约30%，全身稍轻松；第2次施灸时患者自诉腹中透热较前增强，且背部烘热，双足底温热，额部微汗，咳嗽、胸闷气促缓解约40%，全身较轻松。第3次施灸时患者自诉腹中透热明显，背部烘热，足心微热且全身汗出，咳嗽、胸闷气促缓解约50%，全身轻松感较前明显。第4次施灸时患者自诉腹部有透热感，腰背部烘热，足心热甚且全身汗出，咳嗽、胸闷气促缓解约80%，全身轻松感较前明显，且心情舒畅。第5次施灸时，患者感当天灸感最佳，腹部出现明显透热感，且从背部至足热感明显，额部微汗出，灸后全身烘热舒适，咳嗽明显减轻，胸闷消失，活动量明显增加，全身非常轻松，且心情舒畅，患者诉抗病信心倍增。继续予以热敏灸巩固治疗一周，

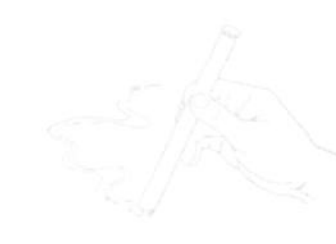

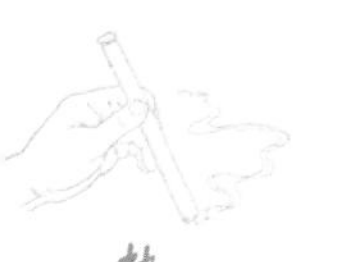

患者于2020年2月28日及2020年3月1日行新型冠状病毒核酸检测示阴性，连续3天无发热，符合出院标准。患者遂于3月2日出院。

第六节　灸可调神案

《灵枢 · 本神》云："凡针之法，必先本于神。"又说："用针之要，无忘其神。"中医治病强调治人，治人先治神，神安则体安，神不安必然影响神经－内分泌－免疫网络功能。热敏灸得气时产生的一身烘热、一身轻松、心情舒畅，就是艾灸调神的具体表现，也是热敏灸的独特优势。现代医学已证明，疾病过程中的负性情绪会严重影响人体抗病机能的发挥。因此，充分重视与发挥热敏灸的调神作用，减轻患者负性情绪，增强抗病机能，是值得重视和应用的。在这次疫情中，患者普遍存在紧张、焦虑、恐慌、心慌、失眠、精神萎靡、情绪低落或烦躁不安等心理状态，热敏灸得气后，身体烘热、身体舒适、心情舒畅，显著提高了患者战胜疾病的信心。因此，艾灸调神是治疗新冠肺炎的重要环节。

病案16：毕某，女，67岁，因发热、咳嗽10天入院。患者于2020年2月4日出现发热，体温最高为38.1℃，伴咳嗽，咳白色黏液痰，胸闷，气促，无胸痛，腹泻，至当地诊所输液治疗（具体不详），未见好转，随后就诊于当地医院发热门诊，行胸部 CT 示：考虑新型冠状病毒肺炎可能性较大。于 2 月 7 日行咽拭子新型冠状病毒核酸检测示阳性，遂诊断为新型冠状病毒肺炎，经药物对症治疗，发热退，仍咳嗽，时感头痛。遂于 2020 年 2 月 14 日转入我院抚生院区治疗。入院症见：精神差，心情焦虑，面色晦暗，咳嗽，咳痰，腹泻，每日 3~4 次，活动后气促、乏力，腹胀，纳食差，睡眠差，小便偏黄，舌质淡红，苔白，脉细。中医诊断：疫毒证（脾肺气虚，心神不安）；治法：温脾益肺，温养心神。

2020 年 2 月 15 日开始热敏灸治疗。分别点燃两段直径 2.5 厘米、长 4 厘米的艾柱插入专用灸具中，将灸具以神阙穴为中心横向放置。第 1 次施灸至约 8 分钟时，患者诉仅仅感局部、表面灼热感，遂调整两个施灸单元手柄调节艾热强度，使施灸的腹部穴区感到热而均匀、舒适、不灼痛，并通过灸具在神阙穴上下左右移动探感定位，当灸具移动至神阙穴上方位置时患者感艾热徐徐向腹腔内渗透，施灸约 15 分钟后，患者渐渐感腹腔内、双足底微热，施灸约 40 分钟后透热感减弱，遂停灸。第 1 次施灸后全身温热舒适，一身轻松。第 2 次施灸时患者腹腔内透热稍增强，双足底微热，灸后全身温热舒适，心情舒畅，乏力改善，腹胀减轻，食欲稍改善。第 3 次施灸时患者腹部透热较前稍明显，双足底微热，灸后全身烘热，精神、面色较前好转，大便日 2 次，偏稀，食欲增加，睡眠改善。第 4 次施灸时腹腔内透热、双足底微热，灸后全身烘热，舒适轻松，心情

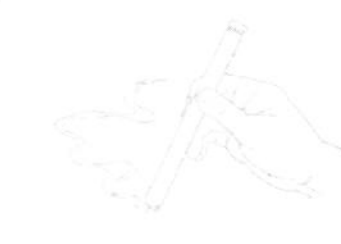

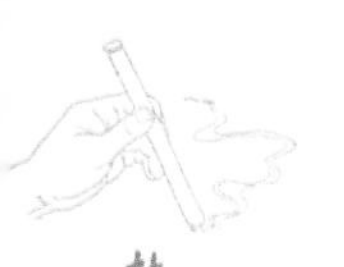

舒畅，咳嗽、气促缓解，食欲增加。第5次施灸时腹部透热感明显，且腰部有热感，双足心热感增强，咳嗽较前减轻，饭后胀感有明显好转，食欲增加，大便1~2次/日。于2月20日复查痰及咽拭子核酸检测阳性。按上述方案继续施灸5次，患者诉腹腔内透热感每天增强，且手足心热甚，全身烘热明显，灸后说话时稍咳嗽，食纳尚可，大便成形，1~2次/日。于2月25日咽拭子及痰核酸检测阴性。继续予热敏灸治疗，患者咳嗽明显减少，喜清嗓，腹胀明显减轻，食纳可。但于2月28日复查痰及咽拭子核酸检测阳性，遂继续予以热敏灸治疗，咳嗽、活动后气促、腹胀、腹泻等症状基本缓解，食欲明显增加。患者分别于3月1日、3日行咽拭子新型冠状病毒核酸检测阴性，连续3天无发热，符合出院标准。患者遂于3月4日出院。

病案17：陈某，男，43岁，因发热、咳嗽1周入院。患者于2月7日无明显诱因出现发热，测体温37.5℃，伴咳嗽，无咳痰，乏力，有新型冠状病毒肺炎疑似患者接触史，遂至当地医院住院治疗，2月8日行肺部CT示：双肺感染性病灶，咽拭子新冠病毒核酸检测为阳性，遂诊断为新型冠状病毒肺炎，予以对症治疗，发热退，12日开始出现腹泻，于2020年2月14日转入我院抚生院区治疗，入院症见：咳嗽间作，咽痒则咳，晨起咳嗽明显，无咳痰，头晕头痛，乏力不适，腹泻，3次/日，喜温饮，精神一般，面色少华，无恶寒发热，纳差，心情焦虑、烦躁不安，夜寐欠安，小便平。舌体胖，边有齿印，舌质淡，苔白腻微黄，脉弦细。中医诊断：疫毒证（脾虚湿热，心神不安）；治法：健脾益气，健脾化湿，温养心神。

2020 年 2 月 15 日开始热敏灸治疗。分别点燃两段直径 2.5 厘米、长 4 厘米的艾柱插入专用灸具中，将灸具以神阙穴为中心横向放置。第 1 次施灸至约 10 分钟时，患者诉仅仅感局部、表面灼热感，遂调整两个施灸单元手柄降低艾热强度，使施灸的腹部穴区感到温热而均匀、舒适、不灼痛，并通过灸具在神阙穴上下左右移动探感定位，当灸具移动至神阙穴偏下位置时，患者感腹腔内微热，施灸约 20 分钟后，患者腹腔内透热感渐渐增强，且双足心微热，施灸约 40 分钟后透热感减弱，遂停灸。第 1 次施灸后全身烘热舒适，头晕不适较前改善，乏力感缓解约 30%。第 2 次施灸时患者感腹中透热明显，腰部及双足心有热感且微汗出，全身温热舒适，头晕不适明显改善，乏力感缓解约 50%，晨起咳嗽缓解，大便日 2 次。第 3 次施灸时患者感腹中透热，双足心有热感，且全身烘热微汗出，自觉灸后轻松舒适，心情舒畅，咳嗽缓解，头晕头痛明显减轻，乏力感缓解约 60%。第 4 次施灸时患者诉腹腔内透热，腰部及双足心热感等均较前增强，且全身烘热微汗出，自觉灸后轻松舒适，心情舒畅，咳嗽缓解，乏力感缓解约 60%。继续按上述方案施灸，于 2 月 20 日复查痰及咽拭子核酸检测阳性。第 8 次（2 月 22 日）施灸时患者感到灸感非常强，全身烘热感明显，腹部透热，背部及足底汗出明显，双肩部热感明显，灸后诉一身轻松，心情

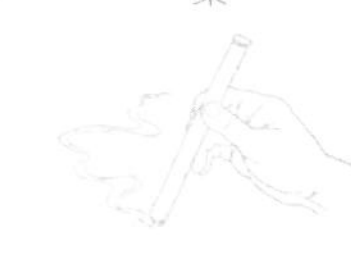

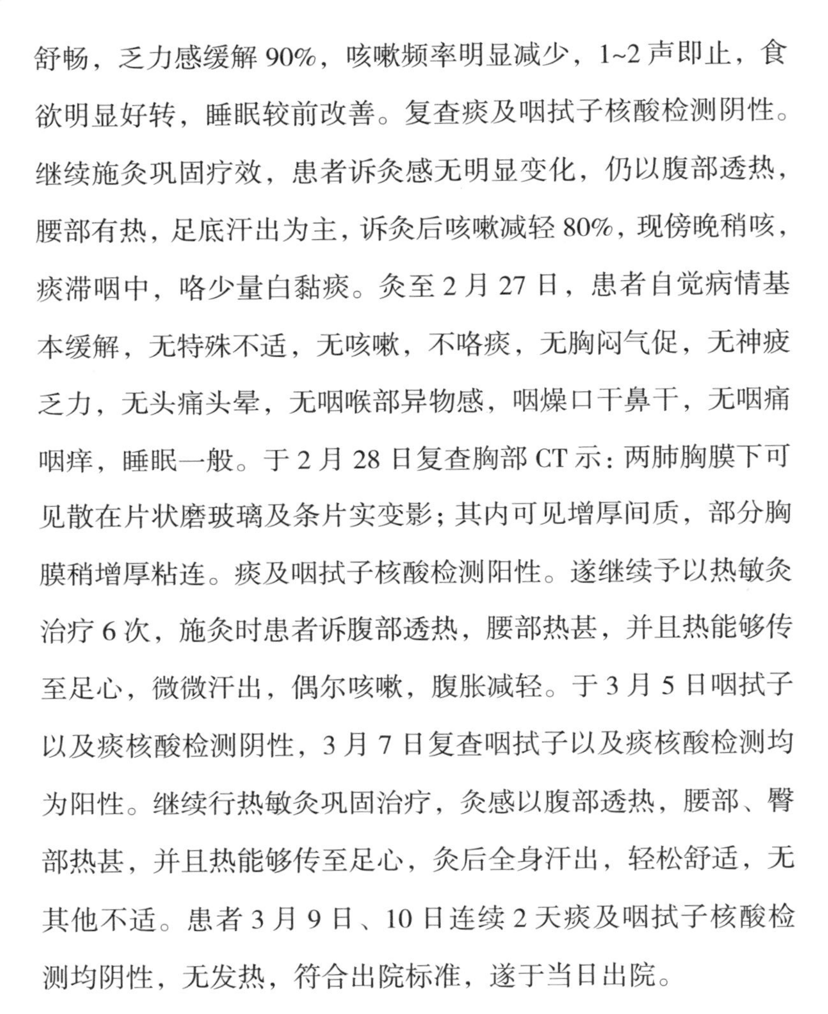

舒畅，乏力感缓解 90%，咳嗽频率明显减少，1~2 声即止，食欲明显好转，睡眠较前改善。复查痰及咽拭子核酸检测阴性。继续施灸巩固疗效，患者诉灸感无明显变化，仍以腹部透热，腰部有热，足底汗出为主，诉灸后咳嗽减轻 80%，现傍晚稍咳，痰滞咽中，咯少量白黏痰。灸至 2 月 27 日，患者自觉病情基本缓解，无特殊不适，无咳嗽，不咯痰，无胸闷气促，无神疲乏力，无头痛头晕，无咽喉部异物感，咽燥口干鼻干，无咽痛咽痒，睡眠一般。于 2 月 28 日复查胸部 CT 示：两肺胸膜下可见散在片状磨玻璃及条片实变影；其内可见增厚间质，部分胸膜稍增厚粘连。痰及咽拭子核酸检测阳性。遂继续予以热敏灸治疗 6 次，施灸时患者诉腹部透热，腰部热甚，并且热能够传至足心，微微汗出，偶尔咳嗽，腹胀减轻。于 3 月 5 日咽拭子以及痰核酸检测阴性，3 月 7 日复查咽拭子以及痰核酸检测均为阳性。继续行热敏灸巩固治疗，灸感以腹部透热，腰部、臀部热甚，并且热能够传至足心，灸后全身汗出，轻松舒适，无其他不适。患者 3 月 9 日、10 日连续 2 天痰及咽拭子核酸检测均阴性，无发热，符合出院标准，遂于当日出院。

病案 18：罗某，43 岁，因乏力、发热 5 周，盗汗 4 周入院。患者于 2020 年 1 月下旬在武汉居住及湖北多地旅游后开始出现神疲乏力，难以完成日常体力活动，有低热，多出现于夜间，体温波动于 37~38℃，伴纳差厌油，饥饿不欲食，口干口苦口黏，次日至当地医院住院治疗，行胸部 CT 示：两肺下叶炎症。

当地疾控中心新型冠状病毒核酸检测呈阳性，遂诊断为新型冠状病毒肺炎，予以药物对症治疗1周后体温恢复正常，精神食欲改善，开始出现夜间盗汗，入睡即汗出，一夜需更换3~4次睡衣，睡眠差，自觉心慌气短，伴便溏，开始为水样便后为糊状，日解2次，间断予服用中药（不详）未缓解，多次复查胸部CT胸部病灶吸收较好，但当地疾控中心先后4次行新型冠状病毒核酸检测均提示阳性。2月26日转入我院抚生院区治疗。入院症见：夜间盗汗，寐差，乏力、心慌气短，便溏，日解2次，纳差厌油，饥饿不欲食，口干，口苦，口黏，心情焦虑，舌质红苔薄舌根稍黄腻，脉滑数。中医诊断：疫毒证（湿遏热伏）；治法：温脾益胃，化湿透热，温养心神。

2020年2月26日开始热敏灸治疗。分别点燃两段直径2.5厘米、长4厘米的艾柱插入专用灸具中，将灸具以神阙穴为中心横向放置。第1次施灸至约8分钟时，患者诉仅仅感局部表面耐热感，遂调整两个施灸单元手柄降低艾热强度，使施灸的腹部穴区感到温热而均匀、舒适、不灼痛，并通过灸具在神阙穴上下左右移动探感定位，当灸具移动至神阙穴偏右上位置时患者感腹部表面温热舒适，施灸约20分钟后，患者渐渐感艾热向四周扩散，施灸约40分钟后扩热感减弱，遂停灸。第1次施灸后乏力感稍缓解。按上述方法继续施灸，次日施灸时患者诉腹部有热感向上传至胸腔，施灸后全身烘热，一身轻松，心情舒畅，乏力感稍缓解约50%。第三次施灸时患者诉腹部

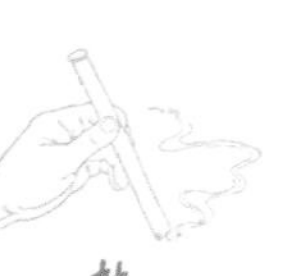

有热感，并渐渐向下传至双足心，灸后全身烘热，一身轻松，心情舒畅，乏力感稍缓解约70%，大便有好转成形，日一次，食欲增强，睡眠改善。按上述方法继续连续施灸5日，施灸时患者均感腹部有透热感，腰部、足心烘热，全身微汗，一身轻松，心情舒畅。施灸后患者盗汗、乏力感明显改善，纳食正常，二便平。分别于3月2日、3月4日行咽拭子新型冠状病毒核酸检测阴性，连续3天无发热，影像学提示肺部感染病灶吸收，符合出院标准。患者遂于3月5日出院。

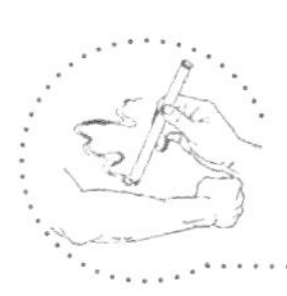

第九章
热敏灸强正气日常生活方案

新冠肺炎自 2019 年 12 月底始发到现在已 4 月有余，根据世界卫生组织 3 月 29 日公布的最新数据显示，全球新冠肺炎确诊病例已超过 57 万例，且多国疫情形势还非常严峻。从近几日境外新增确诊病例的数据来看，多个国家疫情呈现出爆发之势。此次疫情在全世界传播之快，影响之大百年难见。在党中央国务院的坚强领导下，我国疫情防控初显成效，形势持续向好，生产生活秩序正在逐步回归正常。从我国国内疫情数据分析可知，尽管我们举全国之力做了最有效的防控，仍有八万多人感染新冠病毒。世卫组织对我国疫情调查公布的官方数据

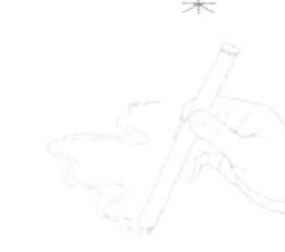

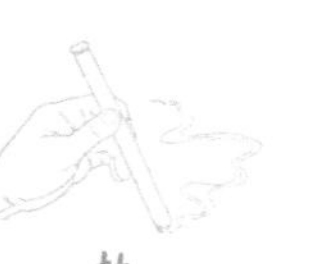

显示，自 2019 年 12 月底首发后，此次疫情确诊人数在 2020 年 1 月 10 日至 22 日迅速增加，1 月 23 日至 27 日报告病例达到高峰并趋于平缓，此后保持了稳步下降的趋势。人口学特征显示，确诊患者中 77.8% 年龄介于 30~69 岁之间，18 岁及以下人群的罹患率相对较低，感染新冠肺炎病毒的患者 80% 为轻症和普通型，13.8% 的患者为重型，6.1% 的患者为危重型，存在无症状的感染者，但是相对罕见。重症和死亡高危人群的年龄为 60 岁以上，及患有高血压、糖尿病、心血管疾病、慢性呼吸道疾病和癌症等基础性疾病者，极少数 19 岁以下病例发展为重症（2.5%）或危重症（0.2%）。无合并症的患者病死率为 1.4%，有合并症的患者的病死率显著增高（合并心血管病患者为 13.2%，糖尿病为 9.2%，高血压为 8.4%，慢性呼吸道疾病为 8.0%，癌症为 7.6%）。

通过世界卫生组织公布的全球感染数据及世界卫生组织对我国疫情调查公布的相关数据，给了我们几个重要的启示。首先，从始发到爆发的数据可知，多数病毒感染者缺乏防范意识，给了病毒充分的可乘之机，入侵机体，呈爆发发病。其次，从发病人群及症状统计数据可知，虽然 18 岁及以下人群的罹患率相对较低，但各年龄段均有发病，可知正气旺盛亦难以抵挡疫病的发生。从发病的症状来看，尽管部分患者症状轻微，甚至无明显症状，但仍有传染性，故正气的强弱在致病及其轻重方面能发挥积极的作用。再次，从感染人群的年龄结构，重症、危重症及病死率的统计可知，年龄越大、基础病越多等正气亏虚的患者转为重症、危重症，发生死亡的概率明显增加，由此可知，正气越亏虚，预后越差。

目前疫情全球蔓延，防控疫情形势仍十分严峻，因此，未病先防非常重要，要做到“虚邪贼风，避之有时”“正气存内，邪不可干”。如此，则可以最大限度地降低自身感染病毒的概率，即使感染病毒也可以最大程度的减轻临床症状，降低危重症及病亡的发生概率。

中医认识疾病，主要与正邪相关，疾病是否产生是正邪交争的结果，正胜邪退则疾病转愈，邪胜正虚则疾病恶化或者正不抵邪而致死亡。通常情况下，正气在疾病的发生发展过程中发挥主导作用。故《素问遗篇 · 刺法论》说：“正气存内，邪不可干。”《素问·评热病论》说：“邪之所凑，其气必虚。”《灵枢 · 口问》说：“故邪之所在，皆为不足。”《灵枢 · 百病始生》也说：“此必因虚邪之风，与其身形，两虚相得，乃客其形。”

由于疫病是感染疠气所致，疠气是致病能力非常强的邪气，若正气虚损或者不够强盛则很容易出现正不抵邪而致死亡的转归，所以增强正气是决定疾病预后的重要环节，这一点世界卫生组织的调查数据已充分证实。中医历来重视正气的固护和调养，注重养生，如《素问·上古天真论》所言：“上古之人，其知道者，法于阴阳，和于术数，食饮有节，起居有常，不妄作劳，故能形与神俱，而尽终其天年，度百岁乃去。”“处天地

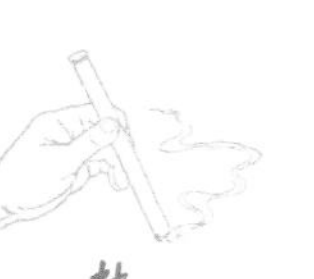

之和，从八风之理，适嗜欲于世俗之间，无恚嗔之心，行不欲离于世，被服章，举不欲观于俗，外不劳形于事，内无思想之患，以恬愉为务，以自得为功，形体不敝，精神不散，亦可以百数。”由以上可知，古人固护正气要求做到饮食有节制，起居有规律，心情与心态平和，劳倦适宜，并注重防外邪的侵袭，如此方可以保养正气，形与神俱，尽终天年。

通过对艾灸防疫的古今文献进行挖掘可知，艾灸自古以来就是防治疫病的常用手段，尤其在明清之前，有大量的文献资料记载了艾灸预防及治疗疫病的方法，灸法既可以温通经络，协调阴阳，固护正气，又可以芳香化湿，宣通三焦，防治疫病方便易行，疗效可靠。此次新冠疫情发生以来，有报道提到很多单位沿用了古人熏艾预防疫病的方法来预防新冠肺炎的发生，但是，艾灸进隔离病房用于新冠肺炎治疗的消息则少有报道，通过我们热敏灸团队在一线病房治疗所收集的资料来看，艾灸治疗新冠肺炎疗效确切，效果肯定；印证了艾灸芳香化湿、祛湿的作用，明确了艾灸治疗湿证的临床效果，为艾灸治疗本次湿毒疫病探索了一条可行的方案，同时也再现了古人艾灸治疗疫病的临床实践，为后人艾灸治疗湿毒疫病提供了宝贵的经验。

热敏灸不仅具有很好的治疗疾病的效果，也是强身健体、固护正气的重要手段，通过以上的数据分析和论述可知，避邪气、强正气是预防疫病的重要措施，所谓的避邪气就是要做好居家隔离，避免接触感染源，切断传播途径。强正气则是提高机体的抵抗力，灸法强正气效果显著，也是古人非常推崇的一种中医外治法。

现代研究结果也提示[1]，艾灸对机体免疫功能的调节是整体性的，多环节的，全方位、多靶点的综合调节，具有双向良性调节特征。既可激活并提高低下的免疫功能，又能够抑制过度亢进的免疫功能超敏状态，最终使得机体的免疫功能恢复或接近正常。越来越多的研究提示，艾灸提高人体免疫力的作用是通过神经－内分泌－免疫系统来实现的。

从中医的角度来看，艾灸是如何强正气的呢？追溯中医基本理论，了解古人的养生方法，我们得到两点启示，其一，人体脏腑的整体观。中医认识人体是以五脏为中心的整体观，正气旺必须是建立在五脏及其五脏所联系的五官九窍功能正常的基础之上的，任何一个脏腑功能失常都会导致正气受损，影响其他脏腑功能，易引发多种疾病。所以有“见肝之病，当知传脾，当先实脾”的认识。其二，形与神俱的养生观。《素问遗篇·刺法论》说：“正气存内，邪不可干。”《素问·上古天真论》：“恬淡虚无，真气从之，精神内守，病安从来？”《素问·上古天真论》：“食饮有节，起居有常，不妄作劳，”“外不劳形于事，内无思想之患，以恬愉为务，以自得为功，”“虚邪贼风避之有时。”《马王堆汉墓帛书》：“灸则强食产肉。”以上皆是古人养生的具体方法及手段。从中我们可以得知，古人养生强调外防邪气入侵，内注重饮食有节，心态平和，同时要起居有常，适

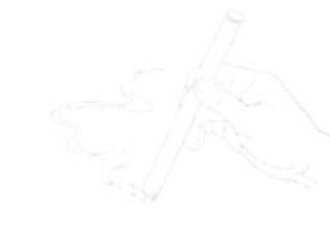

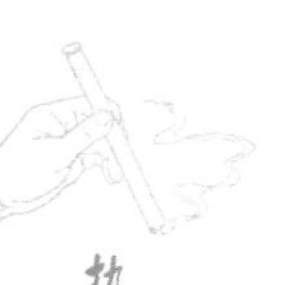

量劳作，如此则内外兼修，正气旺盛，形与神俱，身体康健。对于强正气的干预手段，古人十分推崇艾灸保健。时至今日，人们的衣食住行及生活习惯已不同往昔，在当今社会环境下怎么样才能强正气,保持良好的健康状态呢？顺应新时代新环境，继承古人脏腑整体观及形神俱调养生观，我们总结提出了“五好”要求，即“吃好”“睡好”“运动好”“心态好”“保暖好”，只要做到了“五好”，正气自然强，抵抗力自然好。

第一节　吃好

一、吃好的含义

古人云：饮食有节。其义有二，其一是指进食要有节制，饥饱适度，不可暴饮暴食；其二，进食要有规律。随着时代的变迁，饮食有节已不单单是进食食物有规律和进食量有节制这两层内涵，如今营养学赋予饮食有节更丰富的内容。所以，我们这里指的“吃好”是指营养搭配合理，规律进食，饥饱有度，消化吸收功能正常。从营养学的角度，进食食物的营养搭配很重要，不然即使做到了进食节制有规律、饥饱适度，也难以做到吃好,达不到强正气的目的。人体的新陈代谢需要很多营养素，主要有七大类：蛋白质、脂肪、碳水化合物、维生素、矿物质、纤维素、水。其中又以蛋白质、碳水化合物、脂肪最为重要。蛋白质是构成生命的基本物质，人体一切细胞都由蛋白质组成，是生命活动的主要承担者。它能够促进机体的新陈代谢，保证机体运动和构成变体蛋白，保持组织硬度和弹性，调节生理机能和供给机体能量，是人体保持健康所必需的，也是非常重要的营养物质；碳水化合物是生命细胞结构的主要成分及主要供能物质，并且有调节细胞活动的重要功能。此外，碳水化合物还具有储存和提供热能、维持大脑功能必须的能源、调节脂肪代谢、提供膳食纤维、解毒、增强肠道功能等作用；脂肪是由脂肪酸和甘油结合而成，是生命运转必需品。从营养学的角度看，合成脂肪的脂肪酸是人体自身不能合成的，必须从膳食中摄取，其对我们的大脑、免疫系统，乃至生殖系统的正常运作都具有十分重要的作用，摄入不饱和脂肪酸分子，有助于健康和长寿。同时一些非常重要的维生素如维生素 A、维生素 D、维生素 E、维生素 K 等需要膳食中脂肪的帮助才能被吸收利用。人体每天都在不断地代谢，所以每天要保证各种营养素的摄入，同时还要注意各种营养素的摄入比例，如主要营养成分（蛋白质、脂肪、碳水化合物）早、中、晚比例最好保持在 30%、40%、30% 为宜。

二、吃好与强正气的关系

人体每天需要的营养成分主要来自三餐，所以进食要有规律。每个人可以根据自身的生活规律调整三餐的热量与蛋白质含量。一般情况下，午餐可以多进食一些热量，因为午餐既要补充上午消耗的热量，又要为下午的工作、学习提供能量。通

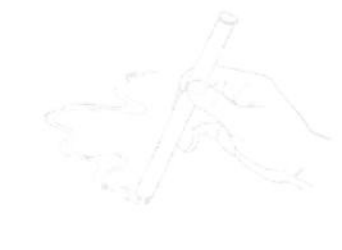

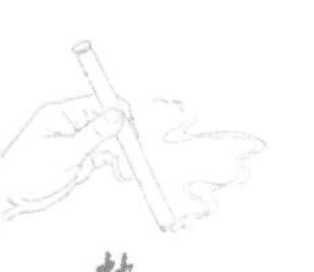

常情况下建议一日三餐的热量分配比例为：早餐占 25%~30%，午餐占 40%，晚餐占 30%~35%。饮食结构合理，进食有规律，并且保持良好的进食习惯，不要暴饮暴食，人体代谢所需的营养物质可以得到及时补充，人体的抵抗力、免疫力就会增强，从而达到强正气的目的。

营养均衡，进食有规律是吃好的前提，吃进去的食物能被正常的消化吸收，然后被机体利用，才是真正意义上做好了吃好的标准。

三、吃好与脾胃功能的关系

中医讲“脾胃为后天之本，气血生化之源”，脾具有运化水谷的功能，胃具有受纳和腐熟水谷的作用，脾胃的升清化浊，一升一降共同实现食物的消化吸收。现实生活中，很多种因素会对脾胃功能造成影响，进而影响脾胃对营养物质的消化吸收，出现腹胀、便秘、腹泻、大便不成形、恶心欲吐、食欲减退、乏力、困倦、消瘦、易感冒等脾胃功能失调的表现。因此，只有脾胃功能强健才能真正保证吃进去的营养物质被充分的消化吸收利用。热敏灸具有很好的强健脾胃作用。

四、强脾胃的灸法保健方案

1. 灸位

天枢、中脘、关元、胃俞、足三里等。

2. 体位

取舒适仰卧或者俯卧位，全身放松。

3. 保健操作

（1）天枢穴双点温和灸，自觉热感深透至腹腔或沿两侧扩散至腰部，灸至热敏灸感消失。

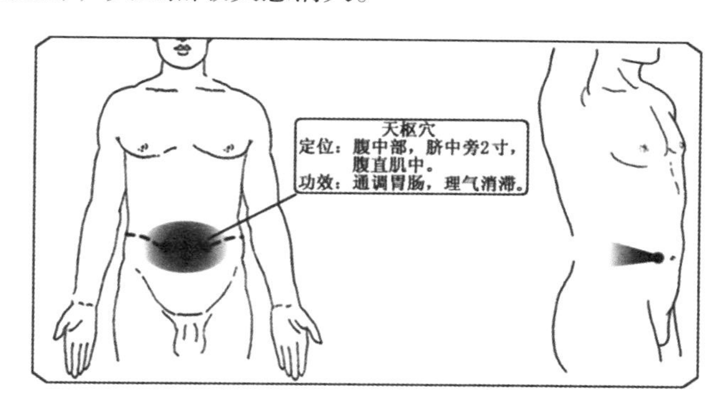

（2）中脘、关元穴双点温和灸，可觉热感透至腹腔内，灸至热敏灸感消失。

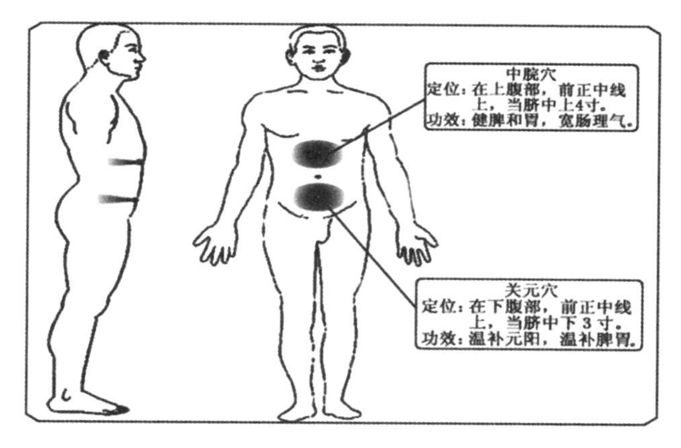

（3）胃俞穴双点温和灸，自觉热感深透至腹腔或扩散至背腰部，灸至热敏灸感消失。

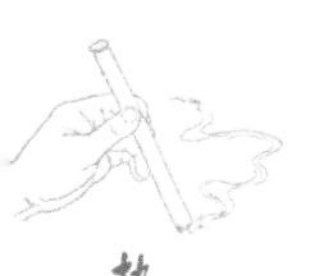

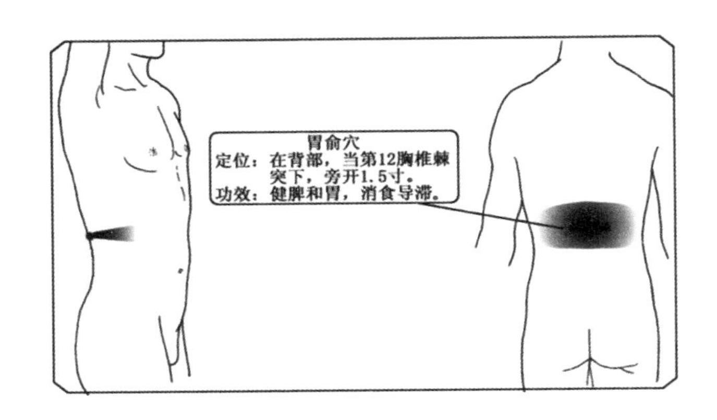

（4）足三里穴双点温和灸，自觉热感深透，或向上或向下沿足阳明胃经传导，灸至热敏灸感消失。

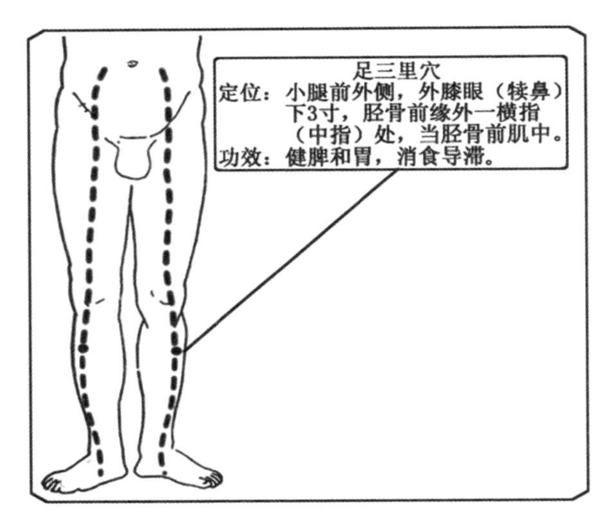

每次选取上述1~2组穴位，每2天1次，共10次，以后每月保健灸4次。

4. 验案举例

高某，女，38岁，自感进餐后上腹部胀满不适两年余，时好时坏，且感恶心、反酸，因工作原因，不能按时进餐，故反复发作。行热敏灸保健时，在双胃俞穴探及穴位热敏，即于双胃俞穴施双点温和灸，几分钟后自感热流向内传入，并慢慢扩散汇合在一起，15 分钟后热流由腰背部渐渐深透至上腹部，热流在上腹部团团涌动，整个上腹部温热、舒适，灸感持续约 40 分钟后热流渐回缩至双胃俞穴，两穴位处仍感透热，数分钟后，左、右胃俞穴先后感皮肤灼热后停灸，完成一次热敏灸保健。自觉上腹部胀满不适减轻，按上述方法热敏灸保健 10 次，症状消失，嘱其注意饮食，防寒保暖，平时可自灸中脘、天枢等穴强身保健。半年未见复发。

第二节　睡好

一、睡好的含义

“睡好”是指时间充足、质量高的睡眠状态，醒后精力旺盛，头脑敏捷，形体轻健。

《灵枢 · 营卫生会》篇有言“人受气于谷，谷入于胃，以传与肺，五脏六腑，皆以受气，其清者为营，浊者为卫，营在脉中，卫在脉外，营周不休，五十度而复大会，阴阳相贯，如环无端，卫气行于阴二十五度，行于阳二十五度，分为昼夜，故气至阳而起，至阴而止”。该段原文指出，睡眠是一种正常的生理需求。每个人的一生都是由睡眠和清醒两个状态组成，

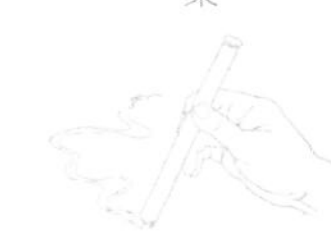

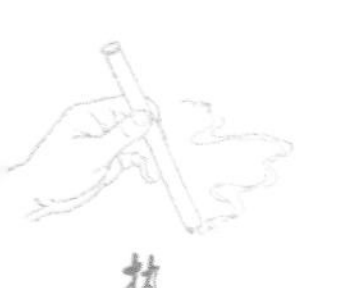

睡眠是每人每天都需要的，大多数人的一生约有 1/3 的时间是在睡眠中度过的。

二、睡眠与强正气的关系

人之所以要睡眠是因为睡眠有很多重要的作用。根据现代研究可知睡眠可以影响大脑的功能，充足的睡眠可以让人保持思维敏捷、反应灵敏，保持良好的创造力和记忆力；睡眠可以影响青少年身体的生长发育，研究已经证实，青少年的生长发育与生长素的分泌有关，而生长素在睡眠状态下有分泌高峰，在非睡眠状态下，生长素分泌减少，影响青少年发育。众所周知，婴幼儿大多数时间是处于睡眠状态的，所以婴幼儿生长发育的非常快；睡眠可影响皮肤的健康，皮肤的柔润有光泽需要充足的睡眠来维持；睡眠可以影响免疫力，睡眠充足则人体的抵抗力增强，机体不易生病。睡眠不足，人体的抵抗力下降则经常会出现感冒、神经衰弱、胃肠不适等疾病。

那么多长时间才是充足的睡眠时间呢？由于性别、年龄等的不同，每个人每天所需的睡眠时间是大不相同的，平均时间大约是 8 小时，少的可以是 4~5 小时，多的可以是 8~10 小时甚至更多，而刚出生的婴儿每日需睡 16 小时以上，孕妇常常需要每日超过 10 小时的睡眠。怎样才是高质量的睡眠呢？睡眠时间的长短并不是判断高质量睡眠状态的标准，轻睡眠、浅睡眠、反复觉醒的睡眠都不是高质量睡眠，睡眠深沉、持续，睡眠和觉醒转变有规律才是高质量睡眠。睡眠是人体机能得到“充电”的过程，睡好的判断标准应是醒后精力旺盛，头脑敏捷，形体轻健。

三、睡好与心神的关系

心的生理功能为主神志，主血脉。心主神志与主血脉的生理功能密切相关。血液是神志活动的物质基础，正因为心具有主血脉的生理功能，所以才具有主神志的功能。如《灵枢·本神》说:“心藏脉，脉舍神。”《灵枢·营卫生会》又说:“血者，神气也。”因此，心主血脉的功能异常，亦必然出现神志的改变，心神不宁，思虑过度，导致阳不入阴，阴阳之气不相维系，“昼不精，而夜不眠”。所以与睡眠有关的脏腑主要是心。心血充足，心神得以濡养则心神安宁，阴阳之气调达，睡眠正常。由于各种原因导致心主神志、血脉的功能失常则会出现睡眠障碍，表现为不易入睡，睡后易醒，整夜不能入睡，或者睡眠不深，醒后疲劳、全身不适、注意力下降、学习工作及社交能力下降、日间思睡、紧张头晕、情绪波动大等。临床上常常出现患者在施灸过程中即进入睡眠状态的现象，热敏灸温养心神的作用很明显。

四、睡好的灸法保健方案

1. 灸位

百会、心俞、关元、涌泉等。

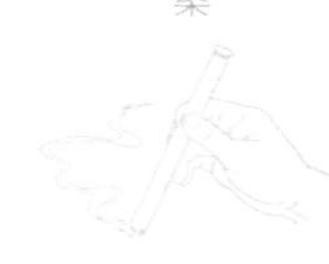

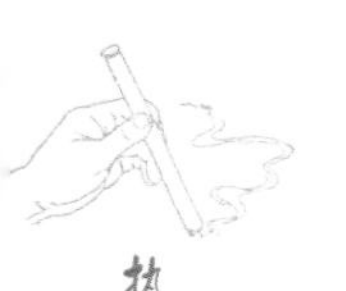

2. 体位

取仰卧或者俯卧位，全身放松。

3. 保健操作

（1）百会单点温和灸，自觉热感深透至脑内，或向前额或向后项沿督脉传导，灸至热敏灸感消失。

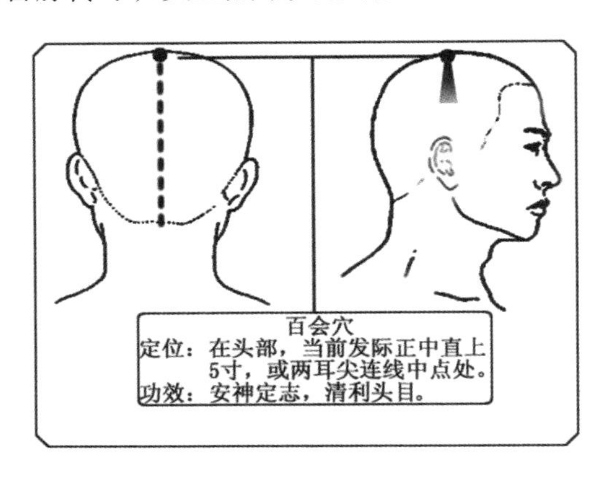

（2）心俞穴双点温和灸，自觉热感深透至胸腔，或向上肢传导，或出现表面不（微）热深部热现象，灸至热敏灸感消失。

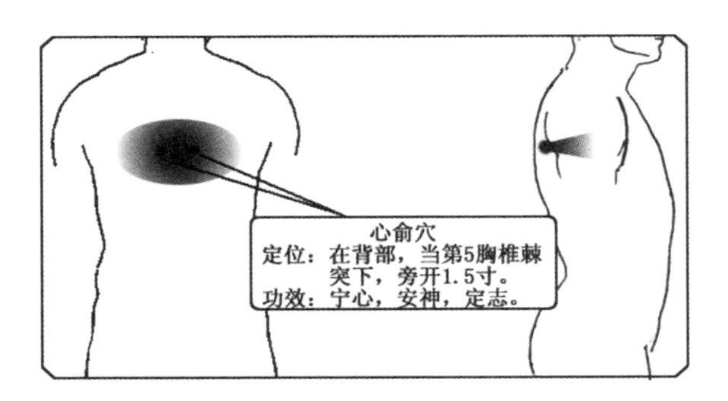

（3）关元穴单点温和灸，自觉热感深透至腹腔，或出现表面不（微）热深部热现象，灸至热敏灸感消失。

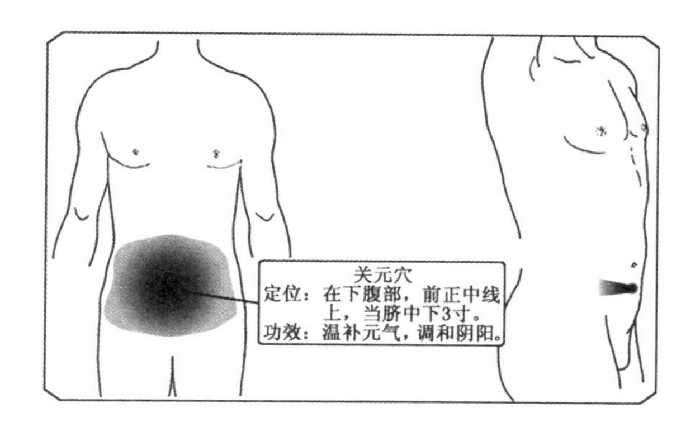

（4）涌泉双点温和灸，多出现透热或扩热等现象，灸至热敏灸感消失。

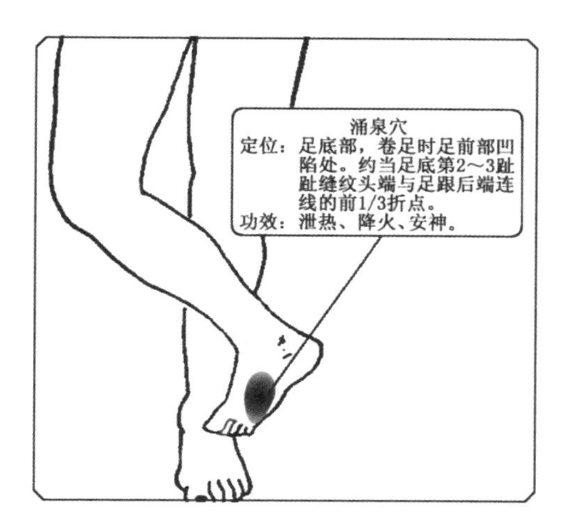

每次选取上述1组穴位，每2天1次，共10次，以后每月保健灸4次。

4. 验案举例

余某，女，59岁，近半年来入睡困难，易醒多梦，出现记忆力减退，精神不振。探查关元穴发现穴位热敏，即对关

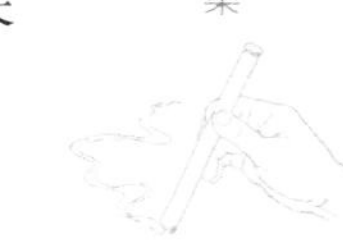

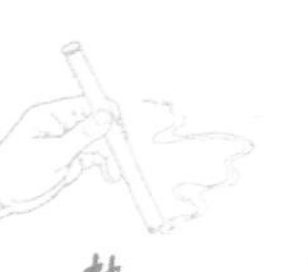

元穴施单点温和灸，2 分钟后感热流向下腹深部灌注，5 分钟后自觉整个腹腔感到滚烫温热，该灸感持续约 20 分钟后消失，并感皮肤灼热，遂停灸。次日感精神好，睡眠佳。在双心俞穴探及穴位热敏，即行双点温和灸，觉热感深透至胸腔，3 分钟后自觉整个胸腔感到温热舒适，10 分钟后热流呈片状向双上肢内侧传导，以左侧腋下及左上臂内侧明显，该灸感持续约 30 分钟渐回缩至双心俞穴，2 分钟后感皮肤灼痛，乃停灸。按上述方法进行热敏灸保健 10 次后，能自然入睡，白天精神佳。嘱自灸关元穴，每晚 1 次，每月热敏灸保健 4 次，连续 2 个月，以巩固效果。

第三节　运动好

一、运动好的含义

运动好是指通过适宜的运动方式，强健筋骨，畅通气血，形与神俱，从而促进脏腑功能，使身体保持良好的机能状态。

俗话说，生命在于运动，尤其是当今社会，生活节奏特别快，各行各业的工作压力都比较大，脑力劳动者所占的比重越来越大，纯体力劳动者越来越少，工作之余的适当体育运动或者外出旅游是释放压力、放松身心的重要方式。所谓“运动好”，就是要充分地利用工作之余的闲暇时间，根据自身的身体状况合理的安排适宜的运动方式，强健筋骨，畅通气血，形与神俱，从而促进脏腑功能，使身体保持良好机能状态。

二、运动好与强正气的关系

《黄帝内经 · 素问 · 宣明五气篇》有言：“久视伤血，久卧伤气，久坐伤肉，久立伤骨，久行伤筋，是谓五劳所伤。”该段内容的意思是说，长时间的视物、躺着、坐着不动，或者长时间的站立会影响血、气、肉、骨、筋的功能，影响人体的正气。科学的、合理的体育锻炼可以提高人体的免疫力，增强人的新陈代谢，有利于骨骼关节的调整，对骨骼、肌肉、关节和韧带都会产生良好的影响。此外，体育运动还可以预防心血管、呼吸、消化、神经系统疾病的发生，有利于控制体重、血糖、血压等。反之，如果身体缺乏运动，或者长时间处于久坐少动的状态，则会导致高血压、高胆固醇、高血脂、糖尿病、肌肉 – 骨骼系统失调等疾病的发生。有研究报道，我国中青年人中男性不参加体育锻炼的人数占 60.1%，女性占 64.2%，活动不足已经是危害现代人健康的重要因素。科学的运动模式推荐每周至少运动 3 次；运动时间每次至少 30 分钟（可根据自身条件分几次完成）；运动强度为中等强度，要以自身的承受能力及身体状态灵活地调整运动强度。常见的运动项目如跑步、乒乓球、网球、羽毛球、太极拳、快步走、游泳、跳绳、足球、篮球、跳舞、骑自行车、登山等都可以

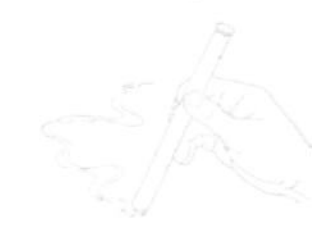

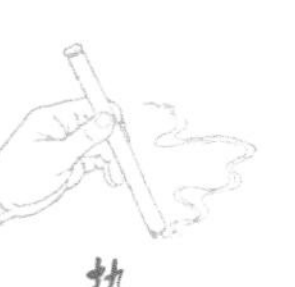

根据自身条件和喜好选择进行。以上简单地介绍了运动的方式、运动对人体的有利作用及科学运动的标准，掌握了以上的内容才有可能真正的运动好。

三、运动好与脊柱关节肌肉功能的关系

运动好的前提是要有运动的能力，首要的就是身体各运动关节功能要正常，否则，会让各种运动方式受到限制，无法做到坚持体育锻炼。流行病学调查显示，当今社会颈、腰、膝关节的发病率越来越高，且发病年龄越来越年轻化，因为关节疼痛或者关节功能下降制约了人们的运动形式和运动能力，运动关节类疾病正严重影响人们的生活质量。脊柱关节肌肉病症是热敏灸的临床优势病症，热敏灸具有很好的消炎、消肿、改善循环、祛寒解痉及修复劳损的作用。

四、运动好的灸法保健方案

（一）颈椎保健

1. 灸位

风府、大椎、至阳、颈夹脊压痛点、肩井穴痛点等。

2. 体位

取舒适卧位，全身放松。

3. 保健操作

（1）风府、大椎、至阳穴循经往返灸和接力灸，振奋督脉

阳气，可觉热感沿头项背腰部督脉传导，灸至热敏灸感消失。

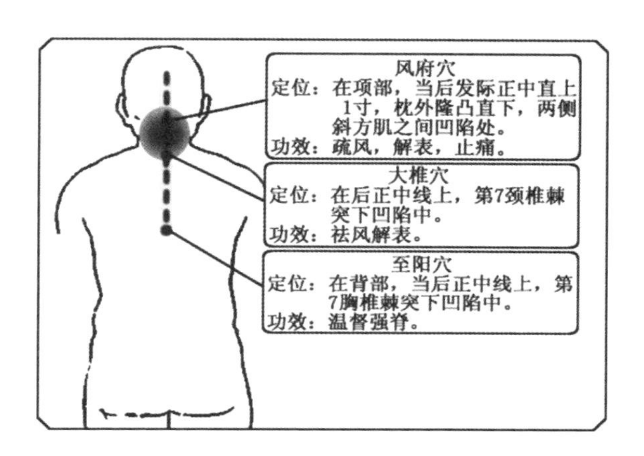

（2）颈夹脊压痛点单点温和灸，自觉热感透向深部并向四周扩散或自觉项背部有紧、压、酸、胀、痛感，灸至热敏灸感消失。

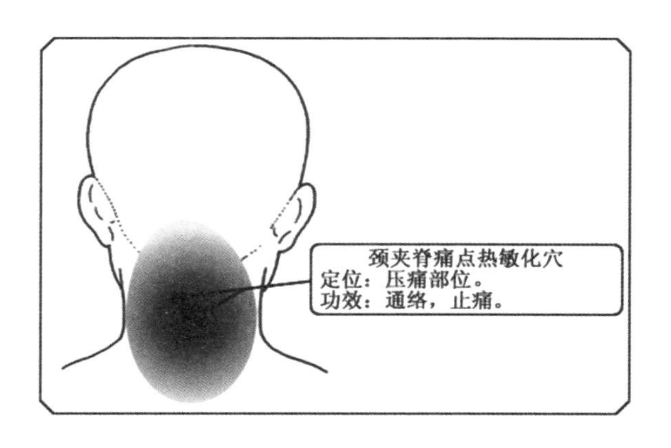

（3）肩井穴压痛点单点温和灸，自觉热感透向深部或自觉肩部有紧、压、酸、胀、痛感，或向上肢传导，灸至热敏灸感消失。

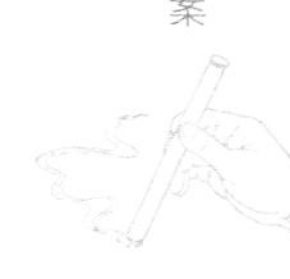

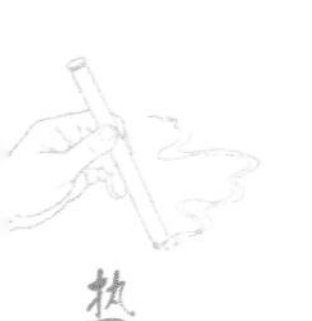

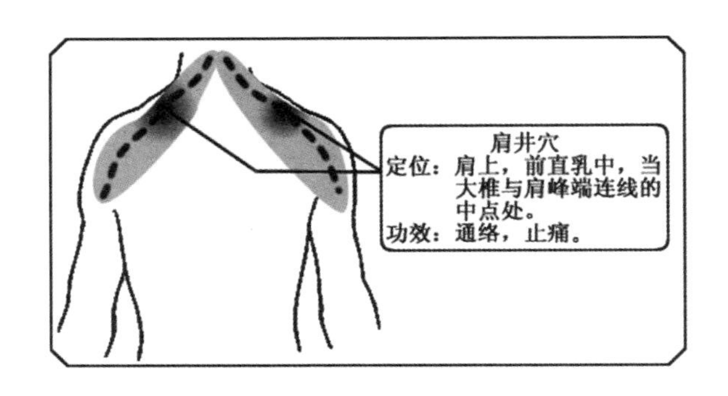

每次选取上述2组穴位，每2天1次，共10次，以后每月保健灸4次。

4. 验案举例

胡某，女，45岁，因长期伏案工作，最初感后颈项部酸胀、发紧，休息后可缓解，逐渐颈项部酸胀加重，工作10分钟就感脖子发僵、发硬、疼痛、肩背部沉重感，自觉肌肉变硬，右上肢无力，伴头晕。前来热敏灸保健。在大椎、至阳、右肩井穴探查到穴位热敏，即在大椎、至阳穴区行循经往返灸，数分钟后感热流徐徐入里，10分钟后热流沿督脉向上扩散至整个后颈项部，感整个颈项滚热，自觉舒适异常，轻松感，灸感持续约30分钟后，热流渐回缩至大椎穴并感灸处皮肤灼热，乃停灸大椎穴。此时至阳穴仍有透热现象，续灸该穴约10分钟后热流渐回缩，并感灸处皮肤灼热后停灸。继在右肩井穴上施热敏灸，数分钟后感热流呈片状传于右颈外侧，感右颈项部温热，灸感持续约30分钟后热流沿传导路线回缩至右肩井穴，并感右肩井穴皮肤灼热后停灸，完成一次热敏灸保健。次日即感症状明显减轻，继续热敏灸保健 15 次后，症状消失。嘱其注意劳逸结合，坚持做颈项保健操，3 个月后未见复发。

（二）腰椎保健

1. 灸位

腰俞、命门、至阳、腰部压痛点、大肠俞等。

2. 体位

取舒适卧位，全身放松。

3. 保健操作

（1）腰俞、命门、至阳三穴循经往返灸和接力灸，振奋督脉阳气，可觉热感沿背腰部督脉传导，灸至热敏灸感消失。

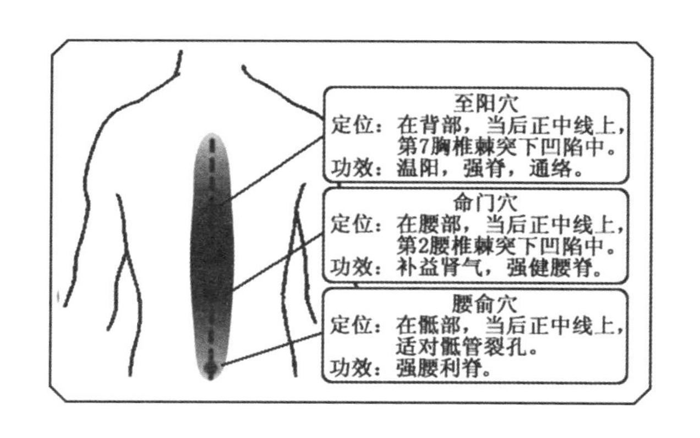

（2）腰部压痛点单点温和灸，自觉热感透向深部甚至腹腔或向四周扩散或自觉局部有紧、压、酸、胀、痛感或向下肢传导，灸至热敏灸感消失。

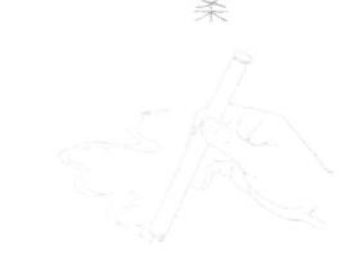

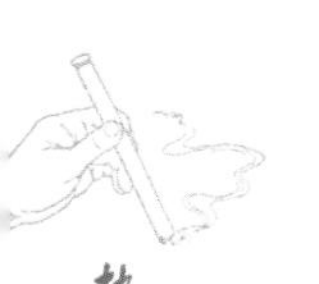

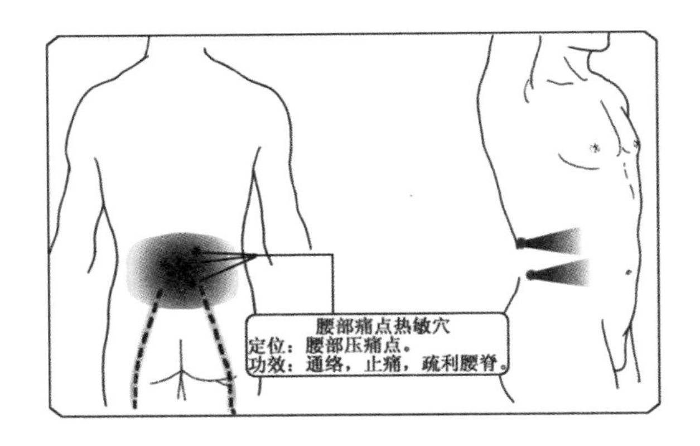

（3）大肠俞穴双点温和灸，自觉热感透向深部甚至腹腔或向四周扩散或自觉局部有紧、压、酸、胀、痛感或向下肢传导，灸至热敏灸感消失。

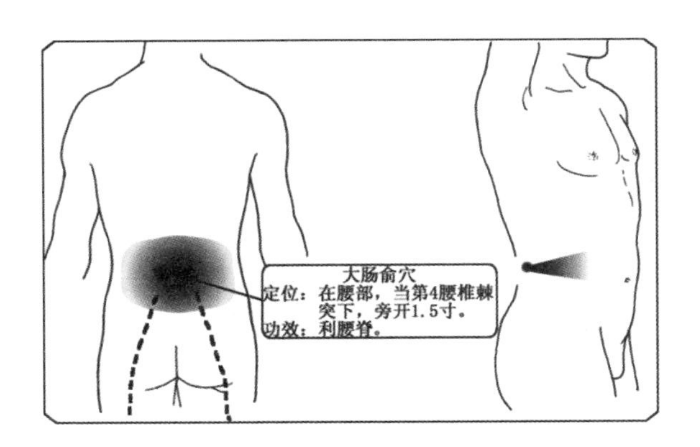

（4）关元俞穴双点温和灸，自觉热感透向深部甚至腹腔或沿两侧扩散至腰部，灸至热敏灸感消失。

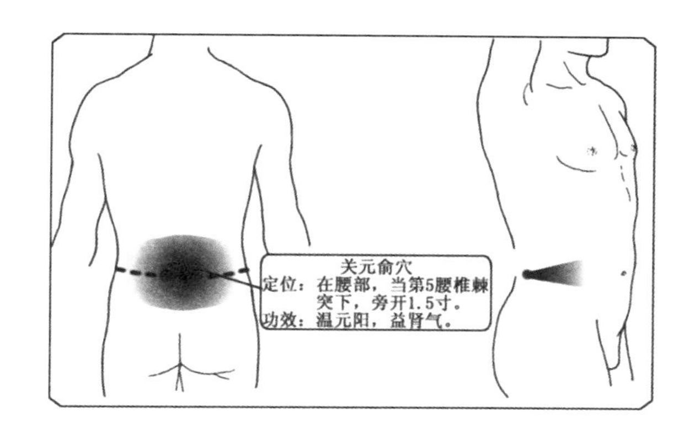

每次选取上述1~2组穴位，每2天1次，共10次，以后每月保健灸4次。

4. 验案举例

高某，女，42岁，半年前总觉腰背酸胀不适。近1个月来感觉弯腰困难，且左下肢牵拉性酸胀，影响睡眠。在双大肠俞穴探及穴位热敏。即于双大肠俞穴施双点温和灸，于数分钟后感腰背部片状温热，以左侧为甚，5分钟后，感热流向内扩散至整个腰背部，全身温热舒适，自觉昏昏欲睡，20分钟后感热流向下传至左大腿，约10分钟后自述左膝关节上至施灸点均有温热感，异常舒适。上述灸感持续长达1小时后热流渐回缩至腰背部大肠俞穴处，并感皮肤灼热、无透热现象后停灸。完成一次热敏灸保健。灸后腰部疼痛及左下肢牵拉酸胀感明显减轻。嘱卧硬板床休息，继续按上述方案热敏灸保健15次后，腰部已无任何不适，下肢活动自如。嘱其平时工作时经常变换体位，经常参加身体锻炼，半年后随访未复发。

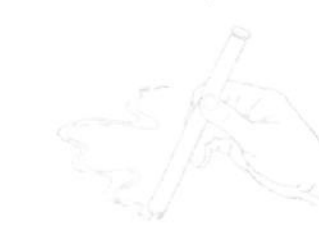

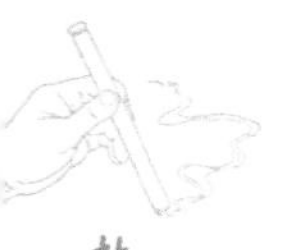

（三）膝关节保健

1. 灸位

膝关节局部压痛点，内、外膝眼，梁丘，阴陵泉，血海，阳陵泉等。

2. 体位

取舒适俯卧位，全身放松。

3. 保健操作

（1）局部压痛点单点温和灸，自觉热感透至膝关节内或扩散至整个膝关节或局部有酸、胀、痛感，灸至热敏灸感消失。

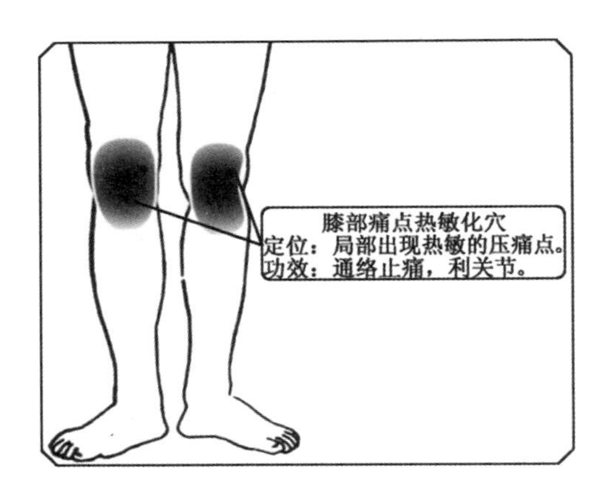

（2）梁丘、血海穴双点温和灸，自觉热感透至膝关节内并扩散至整个膝关节，灸至热敏灸感消失。

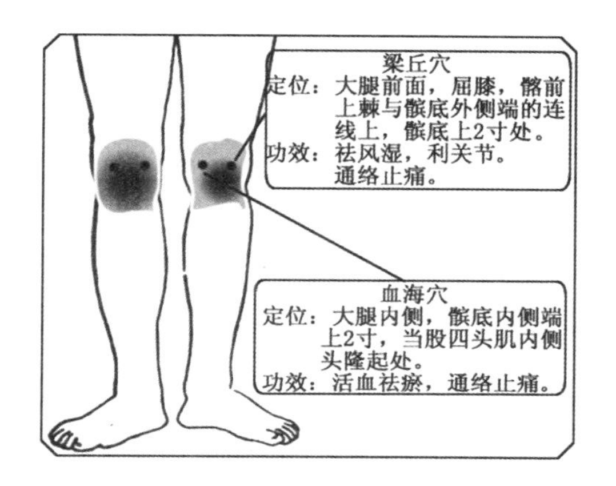

（3）内、外膝眼穴双点温和灸，自觉热感透至膝关节内并扩散至整个膝关节，灸至热敏灸感消失。

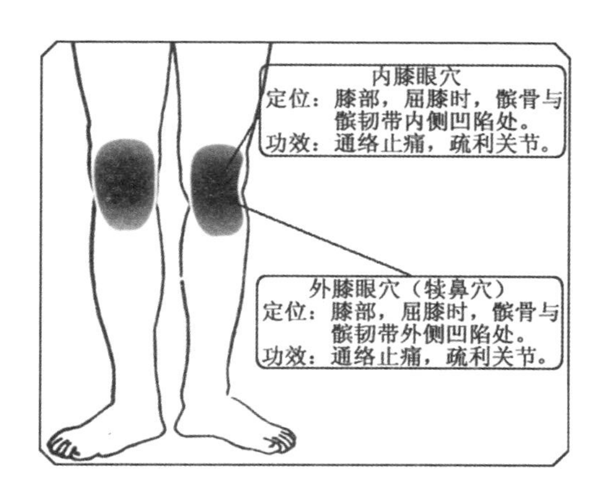

（4）阴陵泉、阳陵泉穴双点温和灸，自觉热感透至膝关节内并扩散至整个膝关节，灸至热敏灸感消失。

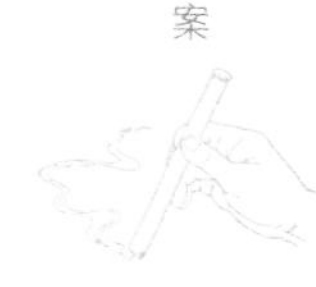

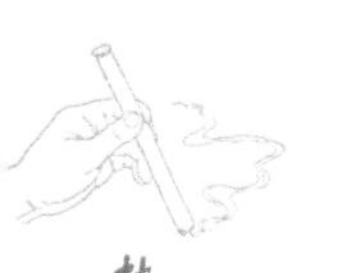

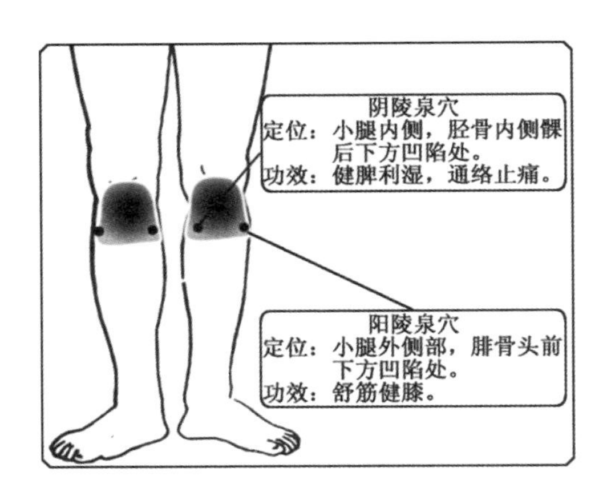

每次选取上述2组穴位，每2天1次，共10次，以后每月保健灸4次。

4. 验案举例

章某，男，61岁，自觉左膝关节酸痛不适一年多，早晨起床时疼痛较重，轻度活动后酸痛消失。近日左膝关节酸痛明显加重，下蹲困难，经热敷后酸痛可减轻，休息按摩后可缓解，但反复发作影响生活，故来行热敏灸保健。在左内膝眼穴探及穴位热敏。即对左内膝眼穴施单点温和灸，于数秒钟后感热流向皮肤深部灌注，约5分钟后，感热流下传至左阴陵泉穴附近，立刻在左阴陵泉穴施接力灸，感热流深入皮肤深部，自觉整个膝关节处温热，20分钟后，感左阴陵泉穴处皮肤灼痛，无透热现象，遂停灸左阴陵泉穴，30分钟后，热流回缩至左膝眼穴处，继灸10分钟后自感皮肤灼热疼痛，无透热现象，停止热敏灸，完成一次保健。灸后感左膝关节酸痛明显减轻。按上述热敏灸保健方案保健 7 次，平地行走时不感酸痛，但上下楼梯时仍有左膝关节不适感，下蹲稍感困难。继续按原方案热敏灸保健 10 次后，左膝关节行走时无明显不适。半年未复发。

第四节　心态好

一、心态好的含义

心态好是指保持积极、乐观、向上、平和、轻松的良好心态，调节减轻消极、悲观等负面情绪。心态好则肝气调达，心神安宁，精神内守，气血调和顺畅，脏腑功能强健。

二、心态好与强正气的关系

中医称与心态、心情有关的内容为七情。七情是指喜、怒、忧、思、悲、恐、惊七种情志变化，七情是人体对外界客观事物的不同反应，是生命活动的正常现象，不会使人发病。但强烈或长期的情志刺激，超过了人体正常的承受范围，则会使脏腑气血功能紊乱，导致疾病的发生，这时的七情就成为中医的病因之一，称为内伤七情。七情为病的特点是直接伤及相关的脏腑。《素问 · 举痛论》曰："余知百病生于气也，怒则气上，喜则气缓，悲则气消，恐则气下，寒则气收，炅则气泄，惊则气乱，劳则气耗，思则气结。"七情可以导致气机不畅，影响气的正常功能。《素问 · 六微旨大论篇》说："升降出入，无

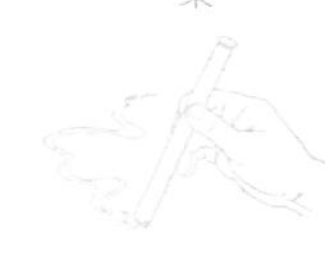

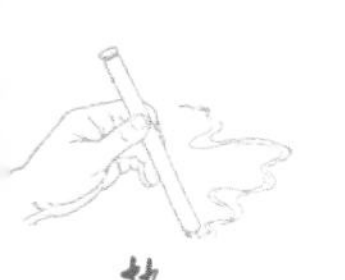

器不有。”《素问 · 六微旨大论篇》说：“非出入则无以生长壮老已，非升降则无以生长化收藏。”“出入废则神机化灭，升降息则气立孤危。”故气机失调不仅会影响正常的生理功能，还能变生出多种疾病。《素问 · 举痛论》说：“怒则气逆，甚则呕血及飧泄，故气上矣。”《素问 · 举痛论》说：“悲则心系急，肺布叶举，而上焦不通，荣卫不散，热气在中，故气消矣。”《灵枢 · 本神》说：“悲哀动中者，竭绝而失生。”以上是指怒和悲会影响脾胃及肺的正常功能，甚至竭绝而失生。所以，不良的情绪与心态可以导致气机失调，直接影响脏腑功能。随着“生物－心理－社会”现代医学模式的发展，消极心态和负面情绪对疾病的影响也被越来越多的临床医生所关注，以恶性肿瘤为例，由于其具有缠绵性、易复发性、难以根治、死亡率高的特点，病程中伴发绝望感、恐惧感，焦虑、抑郁状态也非常常见，所以，负面情绪对肿瘤的发生发展的相关研究比较多见。根据现有的研究结果可知，负面情绪可以抑制体内神经－内分泌－免疫系统网络正常功能，以降低人体的免疫力和抵抗力，从而加重病情，影响疾病的预后。

三、心态好与肝疏泄功能的关系

肝为刚脏，体阴而用阳，其主要功能有二，即主疏泄、主藏血。肝主疏泄是指肝脏疏通、宣泄、条达、升发的生理功能。肝主疏泄可以调畅气机、调畅情志。情志属于心理活动，是人体对外界刺激产生的喜、怒、忧、思、悲、恐、惊等情感变化，与肝的疏泄功能密切相关。人的情志活动以气血为物质基础，肝主疏泄，调畅气机，可以促进气血的运行，从而发挥调畅情志的作用。此外，肝在志为怒，恼怒是最常见的不良情志因素之一。肝主疏泄功能正常，气血调畅，人的精神情志才能正常，肝主疏泄功能失常，气血运行失常，则会导致情志失调。疏泄功能失常主要包括太过与不及两种情况，疏泄太过则会导致急躁易怒、头胀头痛等。《素问 · 举痛论》说："怒则气逆，甚则呕血及飧泄，故气上矣。"《素问 · 生气通天论》："大怒则形气绝，而血菀于上，使人薄厥。"都是肝气疏泄太过，情志失调，心态失常，引发大怒而致引发疾病。疏泄不及则易至肝气郁结，出现抑郁寡欢、多疑善虑等症状。各种原因导致的精神受创均可导致肝失疏泄，心态失和，心神不宁，心神失养，从而导致出现胸闷、气短、悲观、抑郁、焦虑、烦躁不安等症状。

针灸疗法非常重视治神。《灵枢 · 本神》云："凡针之法，必先本于神。"又说："用针之要，无忘其神。"热敏灸得气时产生的一身烘热、一身轻松、心情舒畅就是艾灸疏肝调神的具体表现，是热敏灸的独特优势。

四、心态好的灸法保健方案

1. 灸位

膈俞、肝俞、胃俞、心俞等。

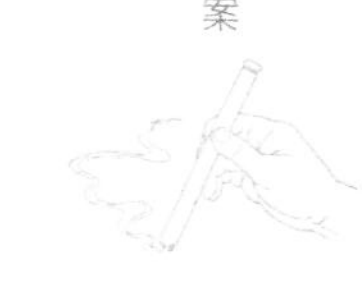

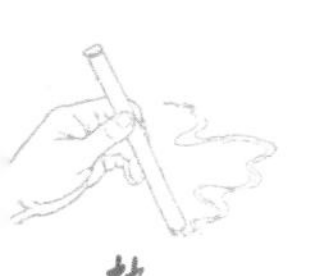

2. 体位

取舒适仰卧位或者俯卧位，全身放松。

3. 保健操作

（1）膈俞穴双点温和灸，保健者可自觉热感深透或沿两侧扩散至胸部，灸至热敏灸感消失。

（2）肝俞穴双点温和灸，保健者可自觉热感深透至腹腔或扩散至背腰部，灸至热敏灸感消失。

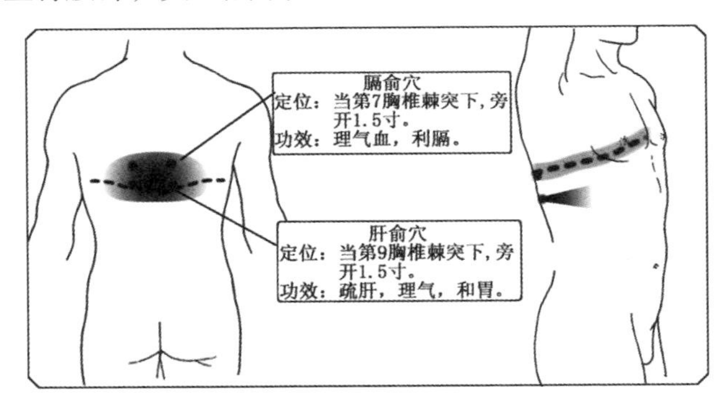

（3）胃俞穴双点温和灸，自觉热感深透至腹腔或扩散至背腰部，灸至热敏灸感消失。

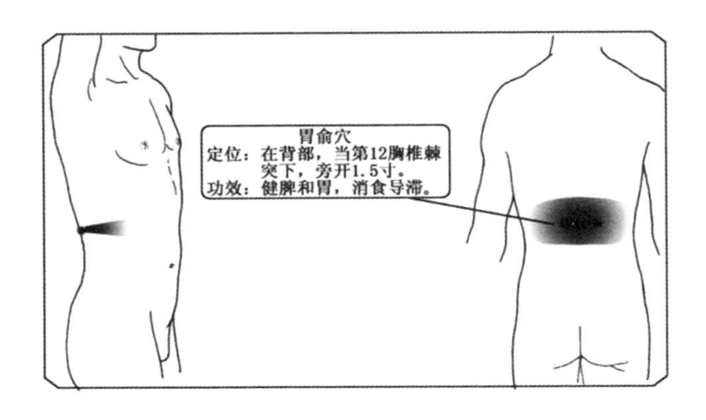

（4）心俞穴双点温和灸，自觉热感深透至胸腔，或向上肢传导，或出现表面不（微）热深部热现象，灸至热敏灸感消失。

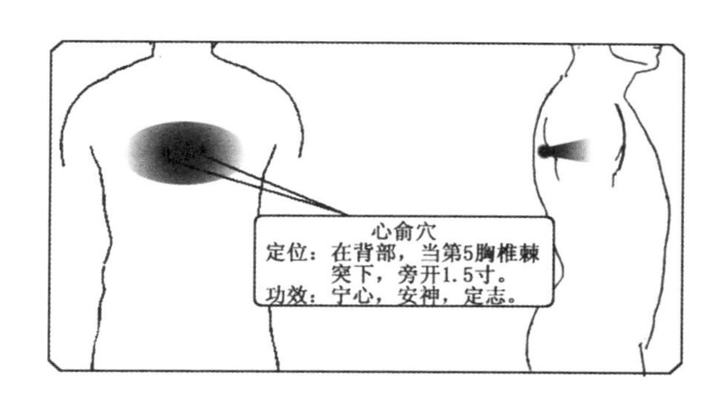

每次选取上述1~2组穴位，每2天1次，共10次，以后每月保健灸4次。

4. 验案举例

余某，女，58岁，近半年来胸闷心慌，焦虑不安，易醒多梦，烦躁易怒，出现记忆力减退，精神不振。探查心俞穴发现穴位热敏，即对肝俞穴施双点温和灸，2分钟后感热流向胸腔深部灌注，5分钟后自觉整个胸腔感到滚烫温热，该灸感持续约10分钟后消失，并感皮肤灼热，遂停灸。次日感精神好，情绪较前好转。在双胃俞穴探及穴位热敏，即行双点温和灸，自觉热感向整个腹腔渗透，该灸感持续约10分钟后消失，并感皮肤灼热，遂停灸。后在心俞穴区探得热敏，施灸5分钟，自觉热感渗入胸腔，舒适异常，全身放松，15分钟后灸感消失。

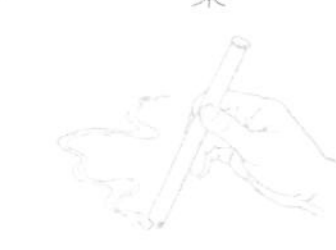

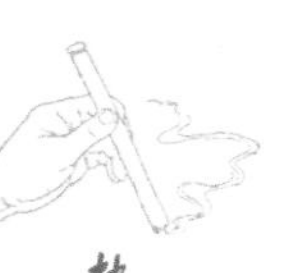

第3次就诊，感精神好，心情平静。按上述方法进行热敏灸保健10次后，诸症缓解。嘱自灸肝俞穴，每周热敏灸保健4次，连续2个月，以巩固效果。

第五节　保暖好

一、保暖好的含义

保暖好是指增强机体自身的御寒机能，并随气温变化合理调整衣物，避免外界阴寒之气侵袭人体肌表，伤害人体的卫阳之气。

做到保暖好，人体阳气不被外界因素损伤，人体阴阳才能保持平衡，达到阴平阳秘的和谐状态。正如《素问·生气通天论》所述："阴平阳秘，精神乃治，阴阳离决，精气乃绝。"阴阳平衡则人体的各脏腑组织的机能才能正常运行，内环境平稳，形神俱调，身体健康。

二、保暖好与强正气的关系

卫阳，又称卫气，是分布于人体肌表起防护作用的阳气。卫阳的特点为剽疾滑利，活动力强，流动迅速。所以《素问·痹论》说："卫者，水谷之悍气也。"其作用《卫生宝鉴》曰："卫气者，所以温分肉，充皮毛，肥腠理，司开合，此皆卫外而为固也。"具体卫气有以下三方面的作用：①防御功能。指卫气可防御外邪入侵，驱邪外出的作用。故《医旨绪余·宗气营气卫气》曰：“卫气者，为言护卫周身，温分肉，肥腠理，不使外邪侵犯也。”②温煦作用。卫气具有温养脏腑、肌肉、皮毛的作用。卫气可以保持体温，维持脏腑进行生理活动所适宜的温度条件。《读医随笔·气血精神论》有言：“卫气者，热气也。凡肌肉之所以能温，水谷之所以能化者，卫气之功用也。”③固摄作用。卫气可以调节控制肌腠的开合、汗液的排泄。卫气根据人体生命活动的需要，通过有规律地调节肌腠的开合来调节人体的水液代谢和体温，以维持人体内环境与外环境的平衡。卫阳在维持人体生命活动中发挥了非常重要的作用，各种原因导致卫阳损伤均会影响到其正常功能的发挥，影响到脏腑组织正常功能的运行，使机体处于阴阳失衡状态，人体的抵抗力下降，导致各种疾病的产生。

三、保暖好与肺卫功能的关系

肺主气而司呼吸，卫气的强弱与肺气的关系密切，如果肺卫功能虚弱，卫外御寒能力就会下降。在日常的生活中，多数情况下都能做到根据外界气候的变化及时地增减衣物保护好卫阳之气，但是在季节交替时，气温容易骤变，或者由于特殊情况在未做充分准备的情况下进入气温过低的环境中，则容易导致卫阳受伤。肺卫功能不足，未及时根据外界温度

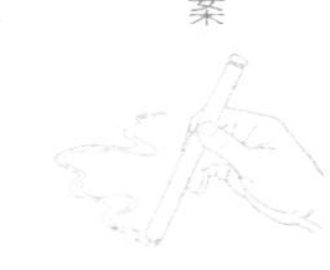

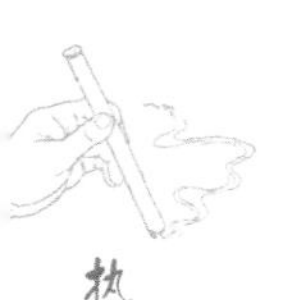

下降增添衣物均易导致身体受寒气侵袭，此时卫阳被束，卫外功能异常，常出现恶寒怕冷、无汗、身体困重、食欲下降等类似感冒的症状。热敏灸具有很好的温阳益气、增强卫阳功能的作用。

四、保暖好的灸法保健方案

1. 灸位

风池、风府、大椎、至阳、腰阳关等。

2. 体位

取舒适卧位，全身放松。

3. 保健操作

（1）大椎、风池两穴温和灸，可觉热感透至深部并扩散至整个头项背部，灸至热敏灸感消失。

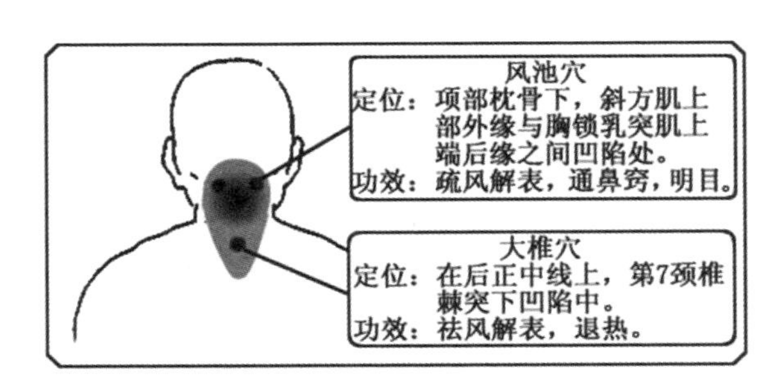

（2）风府、大椎、至阳、腰阳关四穴循经往返和接力灸，可感觉到热感沿头项背腰部督脉传导，灸至热敏灸感消失。

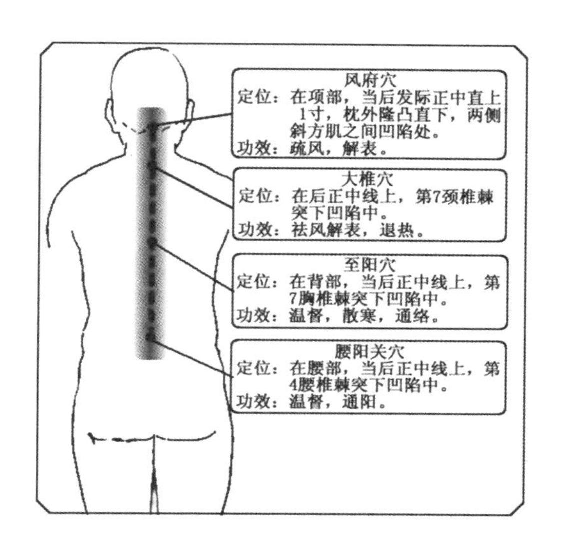

每次每穴的施灸时间以热敏灸感消失为度，每天 2 次，直至症状消失。

（3）频繁感冒者，在感冒缓解期可选取中脘穴、关元穴双点温和灸，可觉热感透至腹腔内，灸至热敏灸感消失。

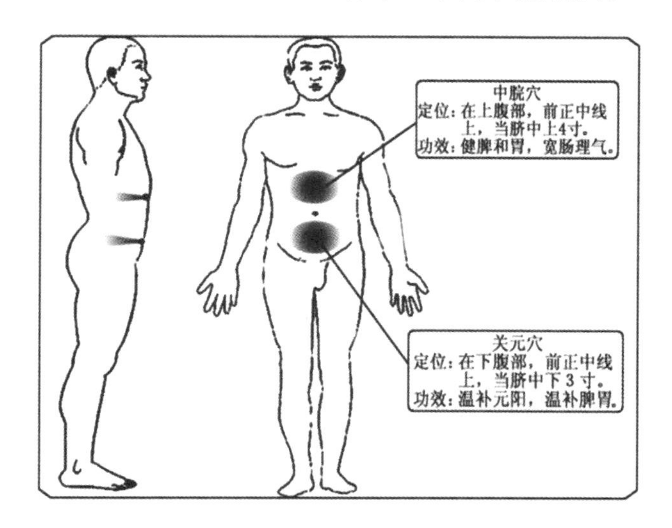

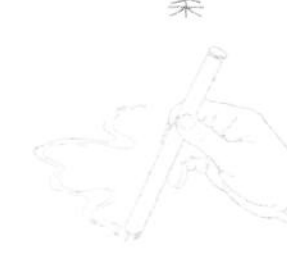

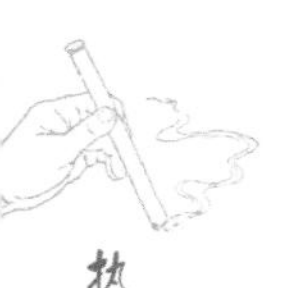

4. 验案举例

李某，女，31岁，形体消瘦，面色萎黄、晦暗，频繁感冒10余年，平均每2月1次，诸症持续10余天，平素易疲劳。每因天气变化而出现鼻塞、流清涕、打喷嚏，伴全身乏力、怕冷，纳食少，经常腹泻，大便次数多时达每日5~6次，寐差，易醒。起初发作靠口服感冒药、止泻药缓解症状，近1年来药物效果欠佳。

遂于2016年5月开始在医生指导下自灸，于双侧风池穴区行双点温和灸，感热流如“水柱”向深部灌注，持续大约20分钟后感鼻腔渐通，流涕减少。再于中脘、神阙、关元等穴区施灸，自觉有热感向腹腔深部渗透并达腰部，灸感持续约30分钟。每次治疗后，感鼻塞流涕、头痛明显减轻，治疗2~4次症状消除。感冒缓解期自灸大椎、至阳、命门、腰阳、中脘、神阙、关元、足三里关等穴区，感热流向胸腹腔渗透，每次选1~2组腧穴，每次施灸约1小时，每周3~4次，自灸3个月后感冒次数减少为每4~5个月发作1次，坚持艾灸18个月，近1年半仅感冒2次，大便成形通畅，且更耐风寒，耐疲劳，吃饭更香，睡眠实了。

以上是对“五好”要求的详细介绍。由以上内容可知，吃好主要是做到合理、适当、有节制、有规律的补充人体必需的营养成分，使其被机体消化吸收利用，满足人体新陈代谢需求；

睡好则是让机体得以充足时间、高质量的休息，调养形神；运动好就是要让机体的筋骨肌肉得以适当的锻炼，以舒筋活血，强健筋骨，保持运动能力及生命的活力；心态好就是要调整好处事的心态，遇事豁达，既要保持积极进取的精神，又不要过分贪嗔，过分追逐名利，以免所欲不得，感遇事不公，忧思恼怒躁扰心神；保暖好则是指防外邪入侵，增强卫阳的御寒机能，及时根据外环境增减衣物以免外界寒气侵入人体伤及卫阳，进而影响机体阴阳平衡，损伤正气。“五好”标准外防邪气入侵，内调精神情志，加之适当运动、合理饮食，形成了一个系统的增强正气的日常生活方案。

拥有一个健康的身体是每个人的追求，为了达到保持身体健康的目标，每个人会选择不同的保健养生方法，有人注重食疗，有人注重运动，有人注重平淡从容，远离纷争，实际上这种注重单一形式的健康养生方法是不够的，因为“五好”要求的是一个系统的健康养生，强正气的日常生活方案，五个要求环环相扣，密不可分，互相依存，互相影响。吃好睡不好，睡好运动不好都不能达到最佳的强正气的目的，想要身体好，正气旺，“五好”要求需同时做到。

此次疫情，不同人群感染病毒后症状及预后的不同给了我们重要的提示，古人为什么一直强调“正气存内，邪不可干”的健康养生理念，那是因为正气健旺，不仅可以延年益

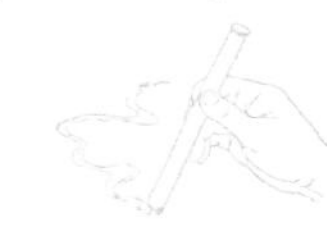

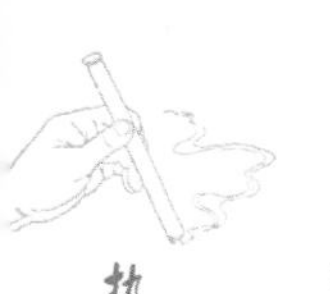

寿，在面对重大突发状况心神紊乱的时候、面对强劲不明的病毒等外邪入侵的时候，更是展现出了其重要作用。同样是新冠病毒感染，有人几乎无症状，而有人病情危重，生命垂危；同样是无特效药救治，有人短期即愈，而有人病情迅速恶化甚则丢失生命。这其中最主要的影响因素就是正气，有强大的正气做后盾，方使身体在重创面前有惊无险，顺利过关。我国疫情防控目前呈现形式向好的态势，但目前可能还有未发现的无症状感染者或者症状非常轻微的感染者，就目前掌握的情况，此类人群属新冠病毒的传染源，接触此类人群有感染新冠病毒的风险。另外，就目前世界卫生组织公布的数据来看，世界上多国疫情显现出暴发态势，我国每天都有不在少数的输入性病例，此种情况亦是感染新冠病毒的可能途径，由以上可知，防范意外感染新冠病毒切不可麻痹大意。在疫苗尚未批量上市之前，人体的正气依旧在抵抗病毒中发挥重要作用。

之前我们介绍了热敏灸防治新冠肺炎的详细方案，那是应急处置方案，疫情过后我们会继续进入以往的日常生活，正气的强健非一朝一夕可以实现，而是要在日常生活中日复一日、坚持不懈的按照“五好”要求去做。热敏灸强身健体效果显著，但我们也要清醒地认识到，热敏灸强正气并非是艾灸一时一穴就可以做到的，而是要通过“五好”要求的系统方案，对五脏功能实现整体调节才能实现。

总之，热敏灸助力“五好”，运用日常生活调理方案，结合热敏灸的作用优势及人们的日常生活细节，具有整体性、系统性、有效性、可操作性的特点，规范的坚持应用，对强正气必有助益。

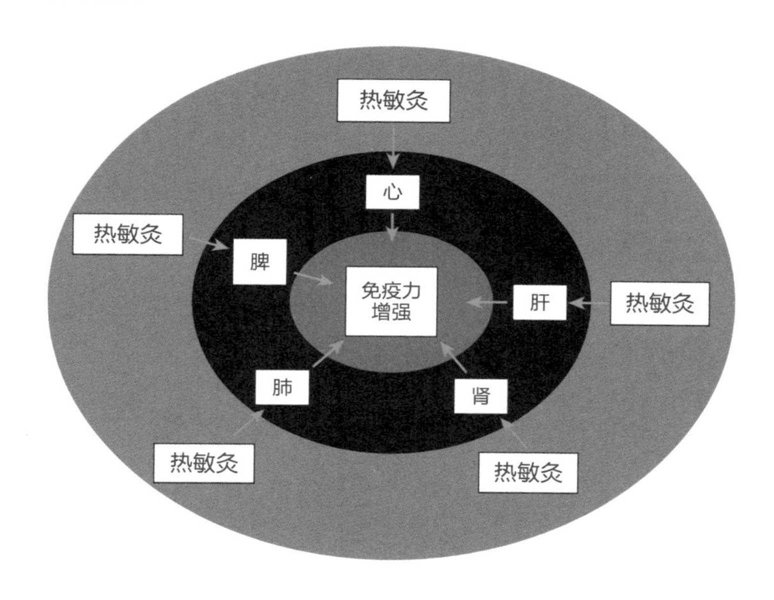

参考文献

［1］牛文民，牛晓梅．针灸足三里穴对神经内分泌免疫网络系统的影响 [J]. 陕西中医学院学报 2014, 2(37): 101–103.

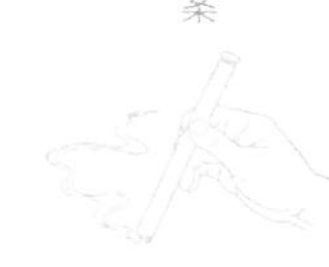